HÄMORRHOIDEN
ERNÄHRUNGSRATGEBER

NATÜRLICHE GESUNDHEIT VON INNEN

EIN WENDEL PETERS RATGEBER

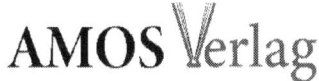

HÄMORRHOIDEN
ERNÄHRUNGSRATGEBER

NATÜRLICHE GESUNDHEIT VON INNEN

EIN WENDEL PETERS RATGEBER

CW01500131

Copyright

Wendel Peters
Hämorrhoiden Ernährungsratgeber

© 2020, Wendel Peters
2.Auflage
wendel.peters.books@gmail.com

Alle Rechte vorbehalten, insbesondere das Recht auf Vervielfältigung und Verbreitung sowie Übersetzung. Kein Teil dieses Buches darf in irgendeiner Form ohne schriftliche Genehmigung des Verlags und der Autoren reproduziert oder unter Verwendung elektronischer Systeme verarbeitet, vervielfältigt oder verbreitet werden.

Was Sie in diesem Buch erwartet

✓ Korrekte Ernährung bei Hämorrhoiden

✓ Mit der Ernährungsumstellung kann sofort begonnen werden

✓ Der Ernährungsplan ist leicht umsetzbar und absolut risikofrei

✓ Sie lernen, welche Nahrungsmittel bei mir Hämorrhoiden auslösten und warum auch Sie diese nie wieder essen sollten

✓ Wie ich in 2 Wochen durch gezielte Ernährungsumstellung meine Hämorrhoiden losgeworden bin

✓ Viele zusätzliche Tipps und Tricks, um die Ernährungsumstellung zu erleichtern

✓ Ausführliche Schritt-für-Schritt Anleitung inklusive mehrerer Checklisten, wie ich vorgegangen bin

✓ Das Buch ist kompakt auf den Punkt gebracht, nur 2 Stunden Lesezeit

✓ Kostenloses Rezeptbuch als Bonus-Download

Meine große Mission

Als ich meine Reise begann und den Hämorrhoiden den Kampf ansagte, hatte ich noch nicht einmal ansatzweise eine Ahnung, welche Auswirkungen diese Entscheidung auf mein ganzes Leben haben würde.

Dank eines glücklichen Zufalls und meiner lieben Frau bin ich auf diese unglaubliche Methode gestoßen, ja um nicht zu sagen auf den Schlüssel, wie ich durch einfache Ernährungsumstellung in 3-5 Tagen schmerzfrei und in weniger als 14 Tagen Hämorrhoiden vollständig loswerden konnte. Von dieser Ernährungsmethode habe nicht nur ich profitiert, sondern auch Freunde und Bekannte, die gleiches Leid teilten und denen ich von den verbotenen Nahrungsmitteln erzählt habe. Bei einigen meiner Probanden ging es schneller, bei anderen wiederum etwas langsamer und ist vom jeweiligen Körpertyp, von der Genetik und auch vom jeweiligen Stadium der Krankheit abhängig. Zudem hing es mit Sicherheit auch davon ab, ob und wie strikt die Probanden meinen Anweisungen folgten und diese eingehalten haben. Mit dieser Methode, wobei es mehr eine Ernährungsumstellung als eine Methode ist, konnte ich eine umfassende und nachhaltige Heilung von innen bewirken.

Nein, ich werde Ihnen nicht sagen, Sie sollen mehr Sport treiben. Und ich rede auch nicht von irgendwelchen „alternativen Hippie-Heilmethoden", Esoterik, Voodoo Schwachsinn oder Pseudowissenschaften. Ich rede von einer 100% natürlichen Heilmöglichkeit von innen heraus, durch richtige Ernährung und das strikte Weglassen der „verbotenen Nahrungsmittel" aus Ihrer Ernährung.

Die derzeit bekannten, im Internet veröffentlichten Vorgehensweisen und Methoden, wie wir mit Hämorrhoiden umgehen sollen, sind meiner Erfahrung nach wenig bis gar nicht hilfreich. In den meisten dieser Methoden wird meiner Meinung nach nur über eine Behandlung von außen gesprochen, die lediglich zu einer Linderung der Schmerzen, nicht aber zur Heilung beisteuert. Mit äußerer Behandlung ist das Auftragen, Anlegen oder Einschmieren verschiedenster Präparate wie Öle, Naturheilmittel und andere Haushaltsmittel gemeint. All diese Methoden betreiben quasi nur eine Art **Brandbekämpfung**!

Wir aber möchten nicht wie Feuerwehrmänner, den Brand auf herkömmliche Weise bekämpfen, sondern wir wollen eine nachhaltige Methode einsetzen, mit welcher der Brand nicht jederzeit wieder neu entfacht werden kann. Dies gelingt uns damit, indem wir mit richtiger Ernährung versuchen, die Brandursache aus unserem Körper zu verbannen, womit es folglich zu keinem Brand mehr kommen sollte. Ich weiß aus eigener Erfahrung, welchen Unterschied ein paar kleine Änderungen in unserem Leben und unserer Ernährung für unsere Gesundheit und die Welt um uns herum bewirken können.

Auf meiner Reise habe ich mich intensiv mit diesem Thema auseinandergesetzt. Die langatmigen Recherchen, die unzähligen Arztgespräche und der Wunsch, endlich von Hämorrhoiden befreit zu werden, kamen mir wie eine sich immer wiederholende Endlosschleife im Karussell der Schmerzen und Verzweiflung vor.

Vor ein paar Jahren habe ich mir dann eines Tages das Ziel gesetzt, das Stigma rund um diese Krankheit zu durchbrechen und Ihnen anhand eines Ratgebers – dieses Ratgebers – zu zeigen, wie einfach ich, durch richtige Ernährung meine Hämorrhoiden bekämpfen konnte. Vor allem aber motivierte mich der Gedanke, den Versuch zu starten, jenen Menschen zu helfen, die das gleiche schmerzhafte Ärgernis teilen wie ich damals.

Im Laufe der Zeit habe ich mit vielen verschiedenen Betroffenen aus meinem näheren Umfeld, teilweise auch Familienmitgliedern und Freunden, zusammen gearbeitet, um zu testen, ob diese Ernährungsumstellung auch wirklich funktioniert – und glauben Sie mir – das tut sie! Sonst hätte ich diesen Ratgeber niemals geschrieben.

Diese Bestätigung bildete den Grundstein dieses Buches und entwickelte sich mit der Zeit zu meiner ganz persönlichen Mission. Diese besteht darin – diesen „Ratgeber" zu schreiben und allen „Ratlosen" eine risikolose und wirksame Alternative zu herkömmlichen Methoden und vermeintlichen Hilfsmitteln aufzuzeigen. Eine Methode, die hoffentlich auch bei Ihnen Wirkung zeigen wird.

Diese Mission bildet die Grundlage für das, was ich heute tue.

Ich will nichts – aber auch wirklich gar nichts – unversucht lassen, um meinen Mitmenschen und Leidensgenossen zu helfen!

Ich bin zwar auch nur ein Mensch, aber einer mit einem Traum. Und dieser Traum ist einer der Gründe, die mich morgens aus dem Bett springen lassen und tief in meinem Inneren den Wunsch nähren, eine Veränderung in der Welt zu bewirken. Eine Veränderung, die größer ist als ich selbst.

Solch ein Vorhaben verlangt viel Mühe und Kraft. Und gerade deshalb möchte ich an dieser Stelle daran erinnern, dass in uns allen eine ganz persönliche Kraft innewohnt. Die Kraft, unser Leben zu ändern, wenn unser Körper es am dringendsten verlangt. Wie Sie sich vielleicht vorstellen können, ist das nicht so einfach, wie man gemeinhin glauben würde – aber wenn es hilft (und ich hoffe, dass es das auch bei Ihnen tut), dann ist es mir absolut wert!

Deshalb vertraue und glaube ich fest daran, dass dieser Ratgeber Ihre letzte Auseinandersetzung mit diesem lästigen und leidigen Thema Hämorrhoiden werden könnte, so wie es auch bei meinen Probanden und mir der Fall war. Mit anderen Worten, in diesem Buch wird eine Methode beschrieben, wie Sie das Problem bekämpfen und die Ursache von innen heraus behandeln. Wir packen das Problem an der Wurzel und versuchen, die Krankheit durch richtige Ernährung zu bekämpfen.

Also dann, … Sie halten womöglich den Schlüssel zu Ihrem neuerlangten Glück, den Schlüssel zu Ihrer Freiheit in Ihren Händen. Die Freiheit, ein Leben ohne Schmerzen führen zu können. Ein Leben voller Freude, Gelassenheit und Lebensenergie. Ein gesundes Leben durch gezielte Ernährung!

Lassen Sie uns nun gemeinsam die Reise zur Ihrer neuen Lebensqualität und Stärke beginnen.

Danke, dass auch Sie Teil dieser Reise werden möchten und den Versuch nicht scheuen, Ihr Essverhalten zu ändern!

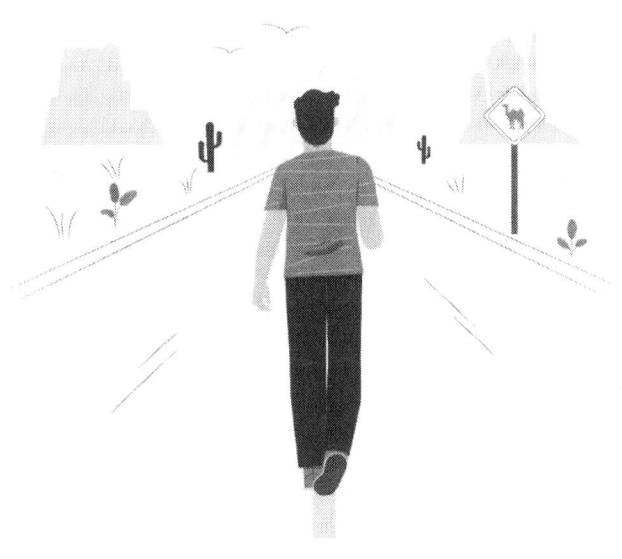

„Die schwierigste Zeit
in unserem Leben
ist die beste Gelegenheit,
innere Stärke zu entwickeln."

–DALAI LAMA–

Inhaltsverzeichnis

Widmung

❖ An meine liebe Frau, die mich nicht nur bedingungslos liebt und uns das wundervollste Kind der Welt geschenkt hat, sondern die mich auf diesem langen Leidensweg begleitet und mich dazu ermutigt hat, diesen Ratgeber zu schreiben.

❖ An alle Leidensgenossen, die sich mit Hämorrhoiden herumplagen und verzweifelt nach einer alternativen Heilmethode suchen.

❧

Ihre Suche könnte nun ein ENDE haben! Lassen Sie sich diese Chance nicht entgehen und lesen Sie, welche Lebensmittel bei Hämorrhoidalleidenden kontraproduktiv sind.

Gesundheit ist nicht alles,
aber ohne Gesundheit
ist alles nichts.

– ARTHUR SCHOPENHAUER –

Vorwort

Eines gleich vorweg...

...Ich bin weder Arzt noch Medizinwissenschaftler oder ein Wunderheiler! Ich bin jemand, der das Glück hatte, den Schlüssel zu meiner persönlichen und kompletten Heilung von Hämorrhoiden zu finden. Dass ich kein Arzt bin, ist unter Umständen vielleicht das Beste, was diesem Ratgeber und Ihnen, passieren könnte. Warum? Weil nicht einmal Ärzte über diese Methode Bescheid wissen.

Auf meinem Weg habe ich den Ärzten von meinen Erkenntnissen und Fortschritten erzählt und die Untersuchungen bestätigten die Wirkung meiner Ernährungsumstellung. Die Heilung wurde erkannt und das Problem als behoben erklärt, aber es schien, als würde sich keiner der Ärzte ernsthaft mit der Materie beschäftigen wollen.

Glauben Sie mir, ich habe mehrmals versucht, verschiedene Ärzte davon zu überzeugen, etwas über diese Methode zu veröffentlichen oder einen Bericht darüber zu schreiben bzw. wissenschaftliche Untersuchungen oder Studien durchzuführen. Aber die Rückmeldung war immer die Gleiche. „Es tut uns leid, sowas können wir nicht veröffentlichen." Auf die Frage WARUM NICHT, antworteten die meisten, dass es dazu keine wissenschaftlichen Studien gäbe und sowas muss immer vorher medizinisch untersucht werden. Und ich dachte mir jedes Mal: „Was genau hindert Euch daran, es zu untersuchen, wenn es doch den Menschen hilft??? Warum wollt ihr keine Untersuchung beginnen, zumal ihr euch selbst davon überzeugen konntet??? Ich bin doch der lebende Beweis dafür."

Zu meiner Verwunderung musste ich leider enttäuscht feststellen, dass sich niemand tiefer mit diesem Thema auseinandersetzen wollte. Es gibt doch noch diese typischen Wundermittelchen und was weiß ich alles… und solange die Symptome behandelt werden können, ist doch alles gut – oder nicht?

Wenn Sie mich fragen, ist es eine Schande. Niemand konnte mir helfen, die URSACHE zu bekämpfen, anstatt nur die Symptome zu behandeln.

Als ich damals Hilfe suchte, ging ich zu mehreren Ärzten. Ich traf sogar auf einen Arzt, der so offen und ehrlich war, dass er mir gleich sagte, er hätte selbst Probleme mit Hämorrhoiden und dass eine spezielle Salbe ihm geholfen hätte, die Schmerzen zu lindern. Also hat er sie mir verschrieben und ich bin voller Euphorie in die nächste Apotheke gerast. Er hatte Recht behalten, als er sagte, es würde die Schmerzen lindern.

Anfangs tat es das auch. Was jedoch dann geschieht ist, dass sich der Körper relativ schnell an die betäubenden Inhaltsstoffe gewöhnt und die Salbe irgendwann nicht mehr so wirkt, wie am Anfang.

Fazit: Auch diese Salbe hatte im Hinblick auf die Ursache meiner Hämorrhoiden nicht, wie erhofft, geholfen.

Später, als ich per Zufall auf die Methode gestoßen bin und ihm diese verraten habe, konnte auch er durch das Weglassen der verbotenen Nahrungsmittel seine Hämorrhoiden für immer beseitigen. Er hat sich damals mehrmals bedankt und war begeistert. Und trotzdem – auch er konnte bzw. wollte nichts dazu schreiben, vermutlich aus denselben Gründen wie all die anderen Ärzte. Es war, als hätte sich die Welt im Kampf gegen Hämorrhoiden gegen eine Heilung verschworen. Man könnte meinen, dass sich die Ärzteschaft ab einem gewissen Punkt nicht gegen die Pharmaindustrie stellen will.

Dies ist unter anderem ein Grund dafür, warum ich diesen Ratgeber zusammengestellt und ihn veröffentlicht habe. Mein primäres Ziel ist es, dass dieses Buch von so vielen Menschen wie möglich gelesen wird und hoffentlich auch Sie durch die Ernährungsumstellung eine Besserung erfahren. Sollte diese Diät auch bei Ihnen Wirkung zeigen und Ihnen helfen, teilen Sie bitte die Erfahrungen mit Ihrer Familie, Ihren Freunden und Bekannten. Wenn Sie nicht offen darüber reden bzw. dieses Thema nie anschneiden und still und heimlich ihr Leid ertragen, werden Sie nie herausfinden, ob Sie nicht doch jemand anderem helfen könnten. Dieses Thema ist leider immer noch ein Tabuthema, vor allem weil es ungemein persönlich ist. Deshalb ist auch die Wahrscheinlichkeit sehr gering, dass Sie jemand darüber ansprechen wird. Sie müssen schon selbst, derjenige sein, der den ersten Schritt setzt und sich trauen muss, über seine oder ihre Hämorrhoiden zu sprechen. Sollten Sie die Hämorrhoiden durch die Diät dann endlich losgeworden sein, wird es Ihnen sicherlich leichter fallen, darüber zu sprechen, weil Sie

sie ja nicht mehr haben. So können Sie herausfinden, ob Ihre Familienmitglieder und Freunde das gleiche Leid teilen und dann können Sie ihnen auch vielleicht helfen.

Also, werden auch Sie zum Botschafter des Glücks und der Lebensfreude. Helfen Sie Ihren Mitmenschen durch eine gute Tat. Tun Sie etwas für Ihr Karma und Sie werden dafür belohnt werden. Sie müssen wissen, alles im Leben hält sich im Gleichgewicht. Ich folge der Theorie, dass einem für jede gute Tat mindestens eine gleichwertige oder noch bessere Sache passieren wird.

Sie erfahren nun, wie ich das Problem und die Schmerzen in kürzester Zeit bekämpfen konnte. Ich möchte versuchen, Ihnen sofort alle nötigen Informationen bereitzustellen und Sie nicht erneut mit Aufklärungen über Hämorrhoiden aufhalten. Die meisten haben sich bereits des Langen und Breiten informiert und suchen jetzt nur noch akute Hilfe oder zumindest eine alternative Möglichkeit, die eventuell dauerhafte Wirkung zeigt. Warum sollte ich Sie noch länger auf die Folter spannen? Warum sollten Sie noch länger von Schmerzen begleitet werden und weitere Mittelchen ausprobieren, nur um zahlreiche Euros später, immer noch nichts bewirkt zu haben? Ändern Sie einfach zusammen mit mir Ihr Essverhalten und meiden Sie **die**

verbotenen Lebensmittel und schauen Sie, was passiert.

Zögern Sie nicht und lesen Sie sich das Buch bis zum Ende durch. Je schneller Sie mit der Umsetzung beginnen und die „verbotenen Nahrungsmittel" aus Ihrer Ernährung verbannen, desto früher könnten Ihre Hämorrhoiden und die Schmerzen der Vergangenheit angehören. Testen Sie es einfach. Dadurch, dass Sie bestimmte Nahrungsmittel nicht mehr essen sollen, kann Ihnen auch nichts passieren. Es ist absolut risikofrei. Geben Sie sich 2 Wochen Zeit und befolgen Sie meine Ratschläge, denn so lange dauert die Umstellungsphase und die Reinigung des Körpers.

Jede Sekunde zählt! Also lassen Sie uns sofort loslegen. Wir wollen keine Zeit mehr verlieren. Sie sind nur noch ca. 14 Tage davon entfernt zu sehen, ob die Ernährungsumstellung bei Ihnen wirkt oder nicht. Zumindest hoffe ich inständig für Sie, dass die Methode auch bei Ihnen Wirkung zeigt, so wie sie es bei meinen Probanden und mir tat.

Ich rate Ihnen, sich Notizen auf den letzten Seiten des Buches zu machen und wichtige Punkte aufzuschreiben. Legen Sie sich am besten gleich auch einen Stift zur Hand.

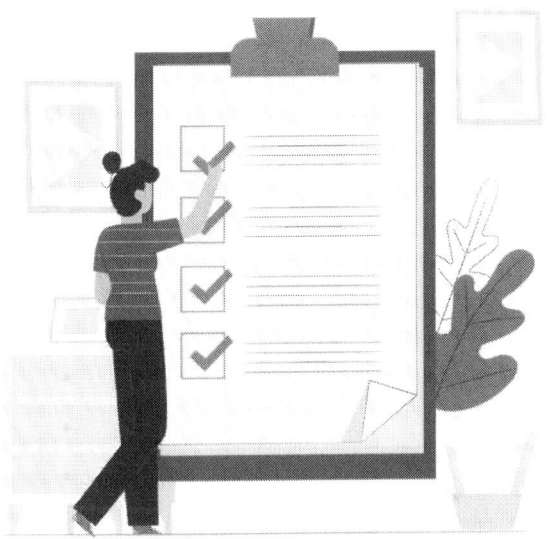

Wer nicht jeden Tag
etwas für seine Gesundheit
aufbringt, muss eines
Tages sehr viel Zeit
für die Krankheit opfern.

– SEBASTIAN KNEIPP –

Für wen dieses Buch geeignet ist?

Wenn einer oder mehrere dieser Punkte auf Sie zutreffen, dann würde ich Ihnen herzlichst nahelegen, die im Buch beschriebene Ernährungsumstellung zu testen. Sie können absolut nichts verlieren außer 2 Wochen Ihrer Zeit, denn solange dauert die Umstellungsphase bis sich ihre Wirkung zeigen lässt. Während der Diät werden Sie sich bestimmt gesünder ernähren als das vielleicht jetzt der Fall ist und alleine das wäre mir den Versuch wert. Somit sollte es nichts geben, was Sie innerhalb dieser kurzen Testperiode bereuen würden, außer es niemals probiert zu haben.

Wenn also einer oder mehrere dieser Punkte auf Sie zutreffen, dann sollten Sie die Ernährungsumstellung testen:

- Sie gehen davon aus, dass Sie ein Hämorrhoidalleiden haben

- Bei Ihnen wurde ein Hämorrhoidalleiden diagnostiziert (durch Ihren Arzt)

- Sie stehen kurz vor einer OP oder ziehen diese in Erwägung und möchten aber noch einen letzten Versuch starten und für 2 Wochen diese neue Methode testen

- Sie leiden unter Verstopfung und können Ihren Darm nicht richtig entleeren

- Sie verspüren ein Nässen, Jucken und Brennen im Analbereich

- Sie finden hellrotes Blut am Stuhl oder am Toilettenpapier

- Sie leiden unter Schmerzen und haben Angst vor Blutungen im Analbereich

- Sie haben schon alles ausprobiert und nichts hilft mehr, gegen die Schmerzen

- Sie interessieren sich für diese Krankheit und möchten den Ausbruch verbeugen

- Sie wollen gesünder leben

- Sie sind neugierig

Wer kämpft,
kann verlieren.
Wer nicht kämpft,
hat schon verloren.

– BRECHT –

Was befähigt mich dieses Buch zu schreiben?

Sie fragen sich bestimmt, warum Sie sich dieses Buch kaufen sollten und ob das Essen überhaupt Auswirkungen auf Hämorrhoiden haben kann? Warum wurde diese Methode nicht viel früher entdeckt und vorgestellt und wieso sollte nun die Ernährung eine Rolle bzw. Einfluss auf Hämorrhoiden haben? Zudem denken Sie sich bestimmt, dass es unmöglich wäre Hämorrhoiden zu heilen und sie innerhalb von wenigen Tagen komplett verschwinden zu lassen und das Ganze auch noch auf natürliche Weise und durch eine Ernährungsumstellung? Sie haben Monate oder Jahre mit der Krankheit gelebt und die Schmerzen ertragen und jetzt sollen gewisse Nahrungsmittel ein möglicher Auslöser sein? Möglicherweise hegen Sie sogar den Verdacht, dass dies nur eine weitere Quacksalber-Geschichte oder auch nur eine von vielen Maschen ist, Sie zum Kauf von irgendwelchen Pseudo-, Natur- oder Wunderheil-mitteln und jetzt auch noch zu irgendwelchen Super-Foods zu verleiten?

Sie sind skeptisch – vermutlich sogar zurecht! Denn Ihre Unsicherheit und vergangenen Misserfolge zwingen Sie mittlerweile dazu zu denken, dass ich nur ein weiterer Halunke sein kann, der Geld aus den Taschen von Leidgeplagten ziehen will. Die Verschwörungstheoretiker unter uns, würden vielleicht soweit gehen zu behaupten, die Pharmaindustrie wäre darin verwickelt?

Aber jetzt mal Spaß beiseite. Verzeihen Sie mir, aber an dieser Stelle musste ich etwas Sarkasmus los-werden, denn ich hatte, wie so oft auf meinem Weg, GENAU die gleichen Gedanken. Ich habe auch ir-gendwann die Hoffnung verloren und an allem und je-dem gezweifelt, weil auch ich leider zu oft enttäuscht und – wie passend – auf den A*** gefallen bin.

Zu oft habe ich den vermeintlich todsicheren Ver-sprechungen geglaubt, nur um am Ende … wieder am Anfang zu stehen.

Ich muss gestehen, dass irgendwo auf meinem Weg zur Wahrheit jegliches Vertrauen in irgendwelche

Ratschläge, Methoden und Mittelchen verloren ging. Hier wird mit der Angst und den Hoffnungen unserer Leidensgenossen auf unverfrorene und teilweise unfassbar widerliche Art und Weise Scharlatanerie betrieben. Und manche der angepriesenen Methoden können im schlimmsten Fall sogar mehr Schaden anrichten, als Abhilfe zu schaffen.

Ich möchte daher ganz ehrlich zu Ihnen sein. Ich kann Ihnen nicht versprechen, dass diese Methode für alle Leser und Leidensgenossen auf die gleiche Art und Weise und zu 100% funktionieren wird. Der einfache Grund dahinter liegt darin, dass jeder von uns verschieden ist und jeder Körper daher auf unterschiedliche Weise reagiert.

Ich bin kein Mann vom Medizinfach und bestimmt kein Wunderheiler.

Ich kann Ihnen keine Diagnose stellen. Dazu müssen Sie Ihren Arzt aufsuchen.

Ich kann Ihnen wirklich nichts versprechen und Ihnen Ihre Bedenken, Ängste oder Sorgen nehmen.

Das Einzige, was ich allerdings tun kann, ist Ihnen einen Weg zu zeigen. Einen Weg, von dem ich weiß, dass er FÜR MICH der Richtige ist und war und den ich selbst gefunden und erfolgreich gegangen bin. Mittlerweile nicht nur ich, sondern auch Freunde und Bekannte. Ein Weg, der mir half, mir gut tat und mich schließlich von den Hämorrhoiden befreit hat. Zudem hat es mir die Augen geöffnet und mir zu einem gesünderen Ernährungsstil verholfen. Ich habe gemerkt, welchen Einfluss unser Essen auf unsere Gesundheit und unser Wohlbefinden ausüben kann. Seither achte ich besonders darauf, was ich zu mir nehme.

Schlussendlich hängt das Ergebnis von Ihnen ab. Ob Sie die Ratschläge umsetzen und ob Sie die nötige Entschlossenheit aufbringen wollen, um IHR LEBEN WIRKLICH ZU ÄNDERN … ZU VERBESSERN! Vor allem aber, müssen Sie daran glauben. Sie wissen ja, der Glaube kann Berge versetzen. Sie müssen sich wirklich für sich selbst, so positiv wie nur möglich, auf diese Methode einlassen und daran glauben und sie werden sehen, dass sich mit der Zeit und während der Ernährungsumstellung der Glaube in Überzeugung umwandeln kann. Niemand kann genau vorhersagen, wie lange es dauern wird, ob es Ihnen gleichermaßen helfen wird und ob es genau so sein wird, wie bei mir und den anderen, denen ich bereits vor diesem Ratgeber helfen konnte.

Wie auch in anderen Bereichen unseres Lebens, müssen Sie intensiv an sich arbeiten, Grenzen erkennen, Kompromisse eingehen sowie eine gesunde Portion Vertrauen in sich selbst haben und, wie bereits erwähnt, auch daran glauben. Ebenso dürfen Sie nicht beim kleinsten Problem das Handtuch werfen, sondern Sie müssen durchhalten, kämpfen, vertrauen, zusammenhalten und sich selbst dabei treu bleiben. So sollten Sie auch an die im Buch beschriebene Methode herangehen.

Wenn Sie es WIRKLICH versuchen wollen, lesen Sie dieses Buch und bleiben Sie am Ball! Bleiben Sie konsequent und überzeugen Sie sich selbst, welche enorme Rolle die Ernährung in unserem Leben spielt! Wir können ab- und zunehmen, uns müde, träge aber auch fit und stark fühlen durch unsere Ernährung. Nur um ein paar Eigenschaften, die durch das Essen beeinflusst werden, erwähnt zu haben. Die tollsten und besten Ratschläge, Techniken und Methoden sind wirkungslos, wenn Sie sie nicht ernsthaft umzusetzen gedenken – und können damit leider auch vollkommen wertlos werden.

Ich sage immer… Erfolg ist eine Treppe, keine Tür!

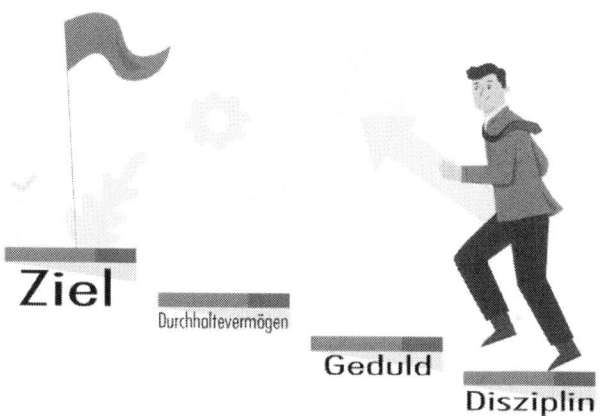

Ziel

Durchhaltevermögen

Geduld

Disziplin

Packen Sie das Problem JETZT an!

In diesem Buch zeige ich Ihnen, wie es geht und Sie müssen diszipliniert an die Umsetzung herantreten, Geduld und Durchhaltevermögen beweisen! Setzen Sie einen Schritt nach dem andern und Sie werden jeden Berg überwinden, möchte er noch so hoch, steil und unüberwindbar wirken.

Wie erwähnt, ich kann Ihnen nicht garantieren, dass Sie wieder gesund werden, denn das hängt größtenteils von Ihnen selbst ab. Wovon sie allerdings ausgehen können, ist, dass Sie diese Methode bzw. Ernährungsumstellung ohne Bedenken testen können, da Sie absolut risikofrei ist. Sie müssen lediglich einige Nahrungsmittel weglassen, von denen ich weiß, dass sie bei mir Hämorrhoiden ausgelöst haben. Ich hoffe, dass diese Lebensmittel auch bei Ihnen Hämorrhoiden hervorgerufen und ausgelöst haben. Sie müssen sich aber wirklich und ausnahmslos an meine Anleitungen halten. Sie werden keine Wundermittel benötigen, es funktioniert ohne irgendwelche Mittelchen einzureiben oder Teebeutel aufzulegen, ohne Sitzbäder, ohne Teebaumöl und anderen Unfug. Sie benötigen auch keine teuren und seltenen Heilkräuter. Denn das alles sind äußere Anwendungen, wie anfangs schon erwähnt. Diese können die Schmerzen nur vorübergehend lindern, aber die Ursache des Problems bleibt unbehandelt.

Ich bin die Hämorrhoiden losgeworden und alle Personen in meinem näheren Umfeld auch. Alle, die das gleiche Problem hatten und die ich instruiert habe, wie sie vorgehen sollen und welche Nahrungsmittel sie auf keinen Fall essen dürfen.

Nochmals, ich bin kein Fachmann oder Wunderheiler und ich erzähle Ihnen nur meine Geschichte in der Hoffnung, dass die Ernährungsanpassung auch bei Ihnen Wirkung zeigt. Aber wenn 10 von 10 Personen mit unterschiedlicher Ausprägung des Hämorrhoidalleidens mit meinen Ernährungsratschlägen ihr Problem losgeworden sind, ist die Wahrscheinlichkeit sehr hoch, dass Sie es auch können. Also, wenn Sie mich fragen … dann spricht das für sich.

Der Grund, warum ich dieses Buch schreibe und Ihnen helfen möchte, ist:

❖ Meine eigene Erfahrung mit der Krankheit und die monatelange Testphase an mir selbst. So konnte ich herausfinden, welche Nahrungsmittel bei mir Hämorrhoiden auslösen und demnach auch stoppen können. Diese Nahrungsmittel möchte ich Ihnen vorstellen, in der Hoffnung, Ihnen dadurch helfen zu können.

❖ Der Beweis, dass die Methode auch bei anderen funktionieren und Wirkung zeigen kann, wie bei meinen Freunden und Bekannten

❖ Der Wunsch, so vielen Personen wie möglich zu helfen. Allen die unter Hämorrhoiden leiden

❖ Die Methode bringt absolut kein Risiko mit sich und ich möchte niemanden einem Risiko aussetzen.

Gesundheit ist ein wahrer
Reichtum und nicht
Gold- und Silberstücke.

– MAHATMA GANDHI –

Was dieses Buch von anderen unterscheidet

Durch die Ernährungsumstellung konnte ich die Ursache des Problems bekämpfen und bei mir die Krankheit von innen heilen und zwar dauerhaft. Einzige Bedingung: Diese Methode funktioniert nur solange ich die verbotenen Nahrungsmittel nicht esse. Diese Methode ist weder im Internet beschrieben, noch weiß irgendein Arzt darüber Bescheid und es gibt auch keine wissenschaftlichen Belege dafür. Wie bereits erwähnt, bin ich selber durch einen glücklichen Zufall auf diese Methode gestoßen. Gleich im nächsten Kapitel werde ich Ihnen verraten, wie dieser Zufall zustande gekommen ist.

Die Methode ist einfach und ich gebe Ihnen eine Schritt-für-Schritt-Anleitung, inklusiver mehrerer Checklisten, wie ich innerhalb von 3–5 Tagen bzw. sofort nach Umsetzung meine Schmerzen lindern konnte und dann in knapp 2 Wochen komplett von Hämorrhoiden befreit wurde. So können Sie ganz einfach meinen Ernährungsplan übernehmen und nachmachen. Sie müssen nichts Weiteres kaufen. Auf Dauer, werden Ihnen wahrscheinlich all die angeblichen Wundermittelchen oder Haushaltsmittel nicht helfen können. Wenn überhaupt, lindern bzw. betäuben diese nur die Schmerzen, da sie von außen behandelt werden. Meine Ernährungsmethode aber löste das Problem von INNEN heraus, sodass es bei meinen Probanden und mir nicht erneut zum Ausbruch gekommen ist, solange wir die verbotenen Nahrungsmittel nicht essen. Ich versuche mich kurz zu halten und fokussiere mich sofort auf die wichtigsten Punkte. Wenn Sie genau wissen wollen, was Hämorrhoiden sind, sollten Sie sich als Betroffene im ersten Schritt bei Ihrem Arzt erkundigen und sich diagnostizieren lassen. Natürlich kann man sich im Vorfeld auch im Internet und diversen Foren informieren. Einen guten Überblick über die Krankheit sowie ähnliche Krankheiten können Sie sich auf der Wikipedia Seite verschaffen. Einfach den QR-Code scannen um auf Wikipedia zu gelangen. Doch bedenken Sie, nichts und niemand ersetzt einen Arztbesuch und eine professionelle ärztliche Beratung und Diagnose.

Die Freiheit des Menschen
liegt nicht darin,
dass er tun kann,
was er will, sondern,
dass er nicht tun muss,
was er nicht will.

– JEAN-JACQUES ROUSSEAU –

Was ist nun das Geheimnis, um Hämorrhoiden loszuwerden?

Ganz einfach und wie bereits erwähnt, hängt es mit Ihrer Ernährung zusammen! Dies trifft auf sehr viele Krankheiten zu, wie auch auf Hämorrhoidalleiden. Zumindest ist das in meinen Bekanntenkreis und bei mir der Fall gewesen.

„Du bist, was Du isst", basiert auf der bekannten Aussage „Der Mensch ist, was er isst" des deutschen Philosophen Ludwig Feuerbach (1804-1872), das ein Pendant ist zu der asiatischen Weisheit: Die Ernährung ist die Grundlage der Gesundheit.

Diesen Spruch haben Sie bestimmt schon mal gelesen oder gehört? „Du bist, was du isst." Auch bei Hämorrhoidalleiden trifft dieser Spruch den Nagel auf den Kopf.

Sie sehen also, Sie müssen absolut nichts befürchten. Ich möchte Ihnen keine angeblichen Wundermittel und anderen Unfug schön reden oder die allgemein bekannten Haushaltsmittel aufzeigen. Denn an mir konnten all diese Wundermittelchen, bei diesem Problem, leider keine effektive und dauerhafte Wirkung zeigen bzw. die Ursache bekämpfen. Als ob der Markt nicht genug überflutet wäre mit diesem Schwachsinn. Was habe ich nicht alles ausprobiert, um die Schmerzen loszuwerden? Wie viele Tage im Büro, hinter dem Schreibtisch waren die Hölle, da ich vor Schmerzen kaum sitzen konnte?

Aber nein, ganz im Gegenteil, Sie sparen Sich auch noch Geld, weil sie diese Mittelchen wahrscheinlich nie mehr kaufen müssen.

Es gibt aber noch mehr Vorteile, sogar an Hämorrhoiden selbst. Damals, als es mir ganz schlecht gegangen ist und ich vor Schmerzen kaum sitzen konnte, sogar da habe ich versucht, etwas Positives in den Hämorrhoiden zu sehen. Ich muss ja nicht alles schwarz malen und negativ sehen. Zu Spitzenzeiten waren sie ca. 1 cm bis 1,5 cm im Durchmesser, ähnlich groß wie Kirschkerne. Also gab ich ihnen kurzer Hand den Spitznamen Kirschkerne. Zudem sah ich es als vorteilhaft an, etwas erhöhter sitzen zu dürfen. Genauer genommen war ich beim Sitzen ca. 1,5 cm höhergestellt als gleich große Personen und ich musste somit deutlich seltener den Bürostuhl in der Größe anpassen. Andere, die keine Kirschkerne haben, können dieses Privileg nicht teilen.

Sie sehen also, egal wie schlecht es Ihnen geht oder wie aussichtslos die Lage auch erscheinen mag, positive Aspekte kann man aus jeder Situation holen.

Meine Hoffnung

Als ich die Nahrungsmittel, welche ich im Kapitel **„schwarze Liste"** genau beschrieben und aufgelistet habe, aus meiner Ernährung weglassen habe, hatte ich innerhalb von 3-5 Tagen keine Schmerzen mehr und innerhalb der ersten 7-14 Tage zogen sich meine Hämorrhoiden komplett zurück. Die gleichen Resultate hatten auch meine Probanden aus dem Freundes- und Bekanntenkreis, unabhängig von deren Krankheitsgrad. Ja Sie lesen richtig, sogar Hämorrhoiden im 3. oder 4. Stadium, welche nur noch „operativ" zu entfernen sind, haben sich bei uns zurückgezogen. Zumindest sagen Ihnen „die Ärzte Ihres Vertrauens", dass die Hämorrhoiden 3. oder 4. Grades nur durch eine Operation heilbar wären, doch mein Ernährungsplan beweist das Gegenteil. Seitdem ich gewisse Lebensmittel für immer meide, sind meine Hämorrhoiden nie wieder zurückkommen und ich war aber mehrere Jahre von der Krankheit betroffen. Sie sehen also, ich habe eine Alternative gefunden, um dieses Problem zu beseitigen. Vielleicht ist es auch Ihre Alternative? Keine

Angst, es ist kein Nahrungsmittel dabei, auf welches Sie nicht verzichten könnten. Das können Sie mir glauben. Mir fehlt es an absolut nichts und ich bin glücklicher als je zuvor.

Meine größte Hoffnung ist somit, dass diese Methode auch bei Ihnen funktioniert und Ihre Wirkung zeigt.

Sollten Sie Fragen oder Unklarheiten haben, können Sie mich jederzeit anschreiben und ich werde versuchen, Ihnen zu helfen und gebe Ihnen auch weitere Tipps und Ratschläge in Bezug auf Ihre Ernährung, falls es als notwendig erscheint.

Mail: wendel.peters.books@gmail.com

Es gibt Berge,
über die man hinüber
muss, sonst geht der
Weg nicht weiter.

– LUDWIG THOMA –

Meine Leidensgeschichte

Fangen wir nun ganz am Anfang an. Ich erzähle Ihnen in diesem Kapitel von meinen ganz persönlichen Erfahrungen und dem Prozess, der in Gang gesetzt wurde, um zu dieser Methode zu kommen. Ein Prozess, der mehr zufällig entstanden ist und der alles-entscheidend war, um mein ganzes Leben zu verändern.

Ich lebe im wunderschönen Salzburg in Österreich. Ich hatte mein 30. Lebensjahr erreicht, als ich zum ersten Mal unter Hämorrhoiden litt. Zu diesem Zeitpunkt war ich schon 3 Jahre lang verheiratet und insgesamt schon 12 Jahre in einer Beziehung. Unser Sohn war gerade 7 Jahre alt geworden und besuchte die 2. Volksschulklasse.

Als ich damals zum ersten Mal Hämorrhoiden bekam, wusste ich zunächst überhaupt nicht, dass es sich um Hämorrhoiden handelt. Für mich war es einfach ein schmerzender Dübel, der beim Sitzen und Gehen unheimlich wehtat, aber auch während der Erleichterung im Weg stand und für Unpässlichkeit sorgte. Ich dachte, das wäre so eine Art Fistel, größerer Pickel oder eben auch Kirschkerne, die komplett fehl am Platz waren. Als diese Kirschkerne nach mehreren Tagen nicht weg gingen und sich auch die Schmerzen intensivierten, fing ich an, im Internet zu recherchieren. Ich wollte nicht sofort zum Arzt laufen. Wie die meisten von uns, wenn es um Probleme im Intimbereich geht, versuchen wir den Weg zum Arzt in erster Linie zu meiden. Es ist interessant, wie andere Tabuthemen extrem gelockert wurden, doch wenn es sich um Krankheiten im Intimbereich handelt, herrscht Stillschweigen und keiner wagt es, sich darüber auszutauschen.

Durch meine Recherche fand ich heraus, dass es sich um Hämorrhoiden handeln könnte, soweit ich das als Laie in Selbstdiagnose feststellen konnte. Da es aber viele ähnliche Krankheiten gibt, konnte ich es nicht bei meiner Recherche belassen und suchte damals meinen Hausarzt auf, um mir die Gewissheit zu holen. Bitte bedenken Sie, eine richtige Diagnose kann Ihnen nur ein Arzt geben. Es gibt einfach zu viele Krankheiten, ähnliche Krankheiten und weil Ihre Gesundheit für Sie an oberster Stelle sein sollte, rate ich Ihnen, sich eine Diagnose vom Arzt einzuholen. Da ist wirklich Vorsicht geboten, vor allem bei der Selbstdiagnose. Aus diesem Grund widme ich mich zu diesem Thema gesondert in einem späteren Kapitel.

Damals, als die Hämorrhoiden zum ersten Mal kamen, hatte ich definitiv Probleme mit dem Stuhlgang und teilweise auch Verstopfungen. Die Recherche im Internet brachte mir folgende Erkenntnisse.

Hämorrhoiden können durch langes Sitzen ausgelöst werden, aber auch durch starkes Pressen und Verstopfungen. Es gibt natürlich auch zahlreiche andere Gründe, welche Hämorrhoiden auslösen. Da ich durch meinen Bürojob extrem lange sitze und hin und wieder auch unter Verstopfungen litt und dadurch längerem Pressen ausgesetzt war, war diese Erklärung in erster Linie plausibel. Also fing ich zunächst an, zu versuchen, meinen Stuhlgang zu regulieren und die Verstopfungen loszuwerden. So konnte ich zunächst einmal das starke Pressen in den Griff bekommen und damit eines von zwei Problemen lösen. Ich suchte den Weg in die Apotheke und ließ mir etwas verschreiben, um die Darmflora wieder zu regulieren und bekam auch noch eine schmerzlindernde Salbe dazu. In erster Linie haben diese Darmbakterien geholfen, die Verstopfungen zu beseitigen bzw. die Verdauung einigermaßen zu regulieren. Doch falsche Ernährung ruiniert die Darmflora immer wieder.

Die Problematik mit den Verstopfungen und dem harten Stuhlgang konnte ich ins Lot bringen, doch die Hämorrhoiden hatte ich nach wie vor. Im Laufe der Zeit erkundigte ich mich nach Haushaltsmitteln und anderen vielversprechenden Tipps im Internet. Vieles davon habe ich versucht und getestet, doch irgendwann hat man schon alles gelesen und ausprobiert, was es zu diesem Thema zu finden gibt. Man stößt auf wenig neue bzw. hilfreiche Tipps, wenn man schon das ganze Internet auf den Kopf gestellt hat. Nichts davon hat mir wirklich geholfen und die Hämorrhoiden auf Dauer geheilt, bis ich irgendwann auf Teebaumöl gestoßen bin. Als das Öl ankam und ich es zum ersten Mal angewendet und auf die schmerzende Stelle aufgetragen habe, zogen sich die Hämorrhoiden nach einigen Tagen zurück. Es ging dann ca. ein Jahr lang ziemlich gut mit Teebaumöl. Immer wieder sind die Hämorrhoiden gekommen und mit Teebaumöl wieder gegangen, bis schließlich auch Teebaumöl nicht mehr geholfen hat. Ich dachte zuerst, dass sich der Körper an dieses starke, antiseptische Öl gewöhnt hat und es nun einfach nicht mehr hilft.

Für mich hat sich die Situation durch die ganzen Methoden nicht wirklich verbessert, sondern eher verschlechtert. Anstelle von ein- oder zweimal im Jahr sind die Hämorrhoiden chronisch geworden. Es dauerte auch nicht lange und auch die Verstopfungen kamen erneut zurück. Die Tage vergingen und die Hämorrhoiden fingen nun auch noch zu bluten an.

Es ist kein schönes Gefühl zu wissen, dass die Hämorrhoiden bluten. Vor allem weil die Stelle, wo es blutet, mit Exkrementen in Berührung kommt. Man erleidet einen Schock, wenn man das zum ersten Mal sieht. Das Blut schießt einem in den Kopf, der Puls rast und die Angst überwältigt einen. Sofort kreisen Gedanken von Infektionen und anderen schlimmen Komplikationen durch den Kopf. Die Schmerzen waren höllisch und fast nicht zu ertragen. Wahrscheinlich intensivierten sich meine Schmerzen durch die Angst, die ich verspürte, als ich das Blut zum ersten Mal sah. Meine tief sitzende Angst war etwas abgeklungen als ich in einem Internetforum gelesen hatte, dass in vielen Fällen, Blutungen bei Hämorrhoiden normal seien. Ich spürte die Schmerzen permanent und konnte nicht mehr normal sitzen. In meinem Kopf drehte sich alles nur noch um Schmerzen.

Diese Phase in meinem Leben war wirklich elend und kräfteraubend. Es gab nichts, was ich damals nicht probiert hätte, nur um die Schmerzen loszuwerden. Sechs Monate lang hatte ich damals richtig heftige Hämorrhoiden. Sechs Monate, jeden Tag Schmerzen und extreme Ängste vor dem nächsten Stuhlgang.

Irgendwann, wenn der Schmerz die Überhand gewinnt, ist einem alles egal. Man möchte dem Ganzen einfach nur noch Ende bereiten, im übertragenen Sinne. Ich hätte so ziemlich alles in Erwägung gezogen, sogar eine Operation, nur um das Thema vom Tisch zu haben. Ich muss gestehen, ich war am Ende und kurz vor dem Aufgeben. Ich hatte mit dem Gedanken gespielt, zum Arzt zu laufen und um einen OP-Termin anzufragen, obwohl ich mir zu Beginn der Krankheit geschworen hatte, dass eine Operation die allerletzte Option sein würde. Ich habe mehrere Videos gesehen und einiges darüber gelesen. Ich will keinen Eingriff am Anus und erst recht nicht, wenn ich dadurch inkontinent werden könnte. Außerdem verspricht die Operation keine 100%ige Heilung, denn die Hämorrhoiden können davon abgesehen jederzeit wieder kommen.

Wir bewegen uns nun auf den Teil meiner Geschichte zu, der als glücklicher Zufall bezeichnet werden kann.

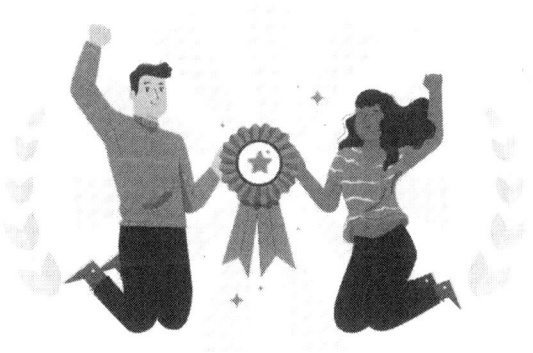

*Die Kunst ist, einmal
mehr aufzustehen, als
man umgeworfen wird.*

– WINSTON CHURCHILL –

Der glückliche Zufall

Während dieser schmerzgeplagten Zeit und unabhängig von meinem Problem, versuchte meine Frau verschiedenste Diäten. Die Schwangerschaft und Geburt unseres Sohnes haben ihre Spuren hinterlassen und Sie wollte einfach wieder auf Ihr Normalgewicht kommen, welches sie vor der Schwangerschaft hatte. Eine dieser Diäten war eine Heilfasten- bzw. Intervallfastenkur. Durch das Fasten hat sie in sehr kurzer Zeit einiges an Gewicht verloren. Das hat mich extrem verblüfft und motiviert, auch meine überschüssigen Pfunde loszuwerden. Wir wissen ja, dass im Laufe einer Schwangerschaft nicht nur die Frauen an Gewicht zulegen, sondern verblüffender Weise auch die Männer. Während der Schwangerschaft hat meine Frau viel öfter gekocht als sonst, was sich auch bei mir bemerkbar machte. Zudem war ich den ganzen Tag hinter einem Schreibtisch und machte auch kaum Sport. Mein Spitzengewicht lag damals bei 98kg, bei einer Körpergröße von 178cm.

Übergewicht hin oder her, ich war nicht wirklich motiviert, jetzt auch noch mit meinem geheimen Handicap eine Diät anzufangen. Meine Probleme waren viel schwerwiegender als das Übergewicht, mein Körper war zu diesem Zeitpunkt einfach nicht imstande, um eine Diät durchzustehen. Ich fühlte mich nicht bereit, zusätzlich zu den Schmerzen, mich auch noch auf eine Diät zu fokussieren. Wenn Sie im Kopf nicht bereit für etwas sind, können Sie es auch nicht umsetzten. Es ist, wie mit dem Rauchen. Es reicht nicht, es zu wollen, Sie müssen im Kopf den Hebel betätigen, um sich das Rauchen abzugewöhnen. So ist es auch mit einer Diät. Generell spielt sich alles im Kopf ab. Wenn Sie bei einer Sache aufgeben, waren Sie im Kopf nicht stark genug oder nicht zu 100% von der Sache überzeugt. Niemand würde mich zu etwas überreden können, wenn ich nicht im Kopf dazu bereit bin und ich war nicht bereit, eine Diät anzufangen. Viel lieber habe ich meine Schmerzen mit einer Tafel Schokolade überdeckt. Schokolade und meine Familie waren so ziemlich das Einzige, was mich noch einigermaßen aufrecht hielt. Was mich morgens dazu bewegte, aufzustehen und einen Fuß vor den anderen zu setzen, so kaputt und am Ende war ich. Mein Rezept während dieser schweren Zeit war ganz simpel – Familie und Schokolade.

Eines schönen Tages legte meine Frau noch einen drauf und machte eine mehrtägige Fastenkur, in der sie absolut nichts gegessen hat. Sie hat lediglich Wasser und Tee getrunken. Das hat mich total verblüfft und extrem neugierig gemacht. Sie erklärte mir, dass sie einen Bericht auf Focus.de gelesen hätte, welcher sie so begeistert hatte, dass sie diese Kur unbedingt probieren musste. Angeblich regt diese Fastenkur den Stoffwechsel an und entgiftet den Körper. Klingt irgendwie logisch, denn die meisten Giftstoffe nehmen wir über unser Essen auf. Vor allem aber schmelzen die letzten Fettpölsterchen wie Butter dahin. Ich dachte mir nur, es kann sicher nicht schaden, den Körper zu entgiften und dabei auch noch den Stoffwechsel anzuregen, unter anderem auch, weil ich erneut etwas an Verstopfungen litt.

Zu diesem Zeitpunkt hatte ich ungefähr schon seit sechs Monaten chronische Hämorrhoiden und zwar durchgehend. Ich habe mich also für diese Fastenmethode entschieden und wollte sie testen. Ich habe natürlich meiner Frau den Vortritt überlassen, nicht weil ich Angst hatte, sondern eher aus Respekt vor der Kur. Ich wollte mir erst einmal ein Bild von der Wirkungsweise verschaffen. Im Ergebnis hat sie bei ihrem ersten Versuch 6 Tage lang ohne Essen ausgehalten. Sie meinte, sie hätte es noch länger schaffen können, hatte aber nach dem 6. Tag Bedenken wegen eventueller Mangelerscheinungen, da sie keine Erfahrung mit der Kur hatte und ihren Erfolg nicht überstrapazieren wollte. Ich merke erneut an, 6 Tage ohne Essen sind bemerkenswert. Ich war stolz auf das eiserne Durchhaltevermögen meiner Frau und begeistert zugleich. Die Änderungen an Ihrem Körper musste sie mir nicht beschreiben, denn sie waren allesamt sichtbar. Ihre

Haut war viel reiner, fast makellos. Ihr Bauch- und Hüftumfang geringer und ihr Bindegewebe wirkte straffer. Viel mehr ins Detail gehe ich an dieser Stelle nicht. Zudem fühlte sie sich fitter und vitaler als je zuvor und müde wurde sie auch seltener. Sie hatte ihr Wunschgewicht zwar noch nicht erreicht und sagte, sie wollte die Kur definitiv wiederholen, jedoch erst nach einer Pause. Nach diesen offensichtlichen Fortschritten bei meiner Frau, wollte ich die Kur nun unbedingt auch ausprobieren.

Begonnen habe ich an einem Sonntagabend und am Mittwochabend musste ich es wieder beenden, da ich einfach keine Kraft mehr hatte und es leider nicht länger ohne Essen aushalten konnte. Wohlgemerkt, 72 Stunden ohne Nahrung waren für das erste Mal schon mal nicht schlecht. Berichten zufolge sind die ersten 3 Tage die Schwersten, bis sich der Körper in eine Art Ruhemodus umstellt. Nach den ersten 3 Tagen ist es dann nicht mehr so anstrengend.

Nun aber kommt die beste Nachricht meines Lebens. In diesen 3 Tagen sind die Schmerzen meiner Hämorrhoiden zum ersten Mal seit 6 Monaten fast verschwunden. Nach sechs Monaten dann auf einmal fast keine Schmerzen zu haben, war ein unbeschreibliches Gefühl. Teilweise kam es mir vor, als wenn die Hämorrhoiden auch etwas kleiner und weicher geworden wären. Dadurch, dass sie nicht mehr so hart waren, konnte man sich auch leichter entleeren und die Schmerzen waren erträglicher bzw. fast nicht mehr spürbar.

Was glauben Sie, zu welcher Erkenntnis mich diese 3-tägige Fastenkur brachte und den damit verbundenen Rückgang der Schmerzen?

Entweder sind die Schmerzen zurückgegangen, weil ich den Körper entgiftet habe oder aber, was viel wahrscheinlicher ist, dass ich ein bestimmtes Nahrungsmittel NICHT gegessen habe. Zumindest war es die logischste Vermutung und ein dünner Ast der Hoffnung erwuchs aus diesem Gedanken, an den ich mich unbedingt festklammern wollte. Es könnte natürlich auch Zufall gewesen sein, aber ich war sehr positiv gestimmt und klammerte mich an besagtem dünnen Ast, der sich in Form von Optimismus und Zuversicht über meine gesamte Laune ausbreitete. Mit dieser neuen Erkenntnis und einer frischen Portion Hoffnung, überkam mich ein Hauch von neuer Motivation und Lebensenergie. Ich war ganz am Anfang meiner Reise und wusste nicht genau, wie und wo ich anfangen sollte. Aber ich wusste, dass ich was machen werde.

Es musste nur noch ein Schlachtplan her.

Nun kommen wir zum nervenraubenden Teil, einem Geduldspiel, der Königsdisziplin in Selbstbeherrschung, dem Durchhaltevermögen: **Die Suche nach den Nahrungsmitteln, welche bei mir der Auslöser für Hämorrhoiden waren.**

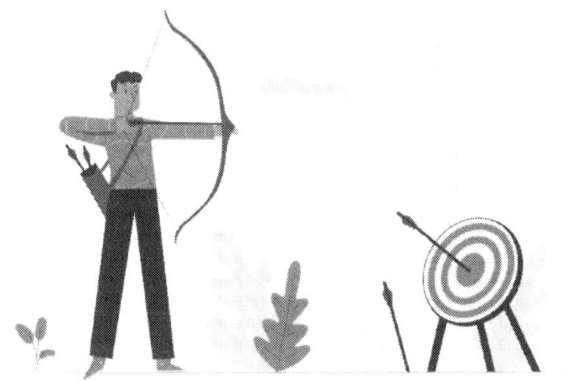

Die Fastenkur, welche meine Frau und ich machten, kann ich wirklich nur empfehlen. Ein sehr interessantes Thema für diejenigen, die es sich zutrauen, ein paar Tage auf alles zu verzichten, um sich der Giftstoffe im Körper zu entledigen. Falls Sie wirklich interessiert sind, hier der Link zu einem Bericht auf Focus.de.

Einfach den QR-Code scannen um den Bericht zu lesen

Es kann keine Heilung
im Körper stattfinden,
wenn wir die Heilung
nicht in unserem
Geist und in unserem
Herzen haben.

– DR. JOE DISPENZA –

Ich als Versuchskaninchen

Mit dieser neuen Erkenntnis und einem Lichtschimmer am Horizont musste ich mir einen Schlachtplan zurechtlegen. So ganz ohne Plan kann es nicht wirklich gut gehen. Ich kann mir ja unmöglich merken, was ich vor 5 Tagen gegessen habe. Ich musste also ein Ernährungstagebuch führen und genau protokollieren, was ich den ganzen Tag lang so zu mir nehme. Das funktioniert heutzutage am einfachsten mit einer App. Das Ernährungstagebuch in Form einer App habe ich mir sogleich heruntergeladen und konnte all meine Mahlzeiten eintragen. Am Anfang ist es etwas zeitaufwendig, da man noch keine Nahrungsmittel, Rezepte und Mahlzeiten gespeichert hat. Aber mit der Zeit wird man immer schneller und effizienter bei der Eingabe der Mahlzeiten.

Sie können sich bestimmt vorstellen, wie schwer es ist, dieses eine Nahrungsmittel heraus zu filtern, bei der Fülle an Nahrungsmitteln, die uns zur Auswahl stehen. Es ist, wie die Nadel im Heuhaufen zu suchen. Aber ich wusste sofort, egal wie schwer es auch sein mag und wie lange es dauern wird, eines Tages werde ich den Übeltäter entlarven und meine Schmerzen für immer loswerden. Zumindest wurden meine Zweifel von meiner Hoffnung übertönt.

Zunächst habe ich das Essen in mehrere Gruppen aufgeteilt und mich wochenweise nur mit dem Essen aus einer Gruppe ernährt und auseinandergesetzt. Hielten die Hämorrhoiden an, wusste ich, dass sich in dieser Gruppe einer der Auslöser befindet. Ich habe dann nach und nach Nahrungsmittel aus der Gruppe entfernt, bis ich den Übeltäter fand. So ging ich alle Gruppen durch und erstellte eine „schwarze Liste" von Nahrungsmitteln. Die Versuchsphase hat sich über mehrere Monate hinweggezogen und war definitiv alles andere als einfach.

Während dieser Zeit habe ich 15 kg abgenommen und später sogar mit Sport angefangen. Heute, 5 Jahre später, bin ich TOPFIT, habe kein Übergewicht mehr und am allerwichtigsten, keine Hämorrhoiden mehr.

Seitdem ich die Nahrungsmittel von der „schwarzen Liste" nicht mehr esse, sind die Hämorrhoiden nie mehr zurückgekommen. Dadurch, dass ich mich mit meiner Ernährung auseinander setzen musste und gemerkt habe, wie wichtig das ist und welchen Einfluss diese auf den menschlichen Körper hat, achte ich heute besonders darauf, was ich zu mir nehme.

Ich bin auch noch einen Schritt weiter gegangen und ernähre mich heute komplett vegan. Die Umstellung auf die vegane Ernährung war definitiv nicht einfach am Anfang, vor allem weil ich der totale Fleischfresser war. Ein Essen ohne Fleisch, war nicht vorstellbar für mich. Dennoch wurde ich aus Überzeugung vegan. Auch weil ich merke, wie gut es mir dadurch ging und wie gesund ich mich fühlte.

Ich glaube, der Mensch ist zu allem bereit, solange er ein Ziel vor Augen hat und dieses verfolgt. Ich wollte gesünder leben und weniger Nahrungsmittel zu mir nehmen, die mir nicht gut taten. Mein körperliches Wohlbefinden ist dadurch besser als je zuvor geworden. Ich bin nicht mehr so müde und habe mehr Kraft und Power über den Tag verteilt. Ich bin überzeugt, dass die Müdigkeit von der Verdauung herrührt. Wenn wir Fleisch und Tierprodukte essen, dauert der Verdauungsprozess einfach länger, kostet mehr Energie und macht uns müde und träge. Aber genug davon, ich schweife schon wieder vom Thema ab.

Ein Mensch ohne Plan
ist wie ein Schiff
ohne Steuer.

– EMIL OESCH –

Die Erkenntnis

Liebe Leidensgenossen, kommen wir nun zu der alles entscheidenden Methode, wie ich meine Hämorrhoiden endgültig losgeworden bin. Im folgenden Kapitel erhalten Sie einen Überblick über die Nahrungsmittel auf meiner schwarzen Liste. Diese sollten Sie von nun an auf keinen Fall mehr konsumieren! Grundlegend hierbei ist, dass Sie sich bewusst machen müssen, dass jeder Mensch anders ist und jeder Mensch anders reagiert. Die einen vertragen mehr, die anderen weniger. Solange Sie sich aber an ein paar Grundregeln halten, sollte hoffentlich auch Ihrer schmerzfreien Zukunft nichts mehr im Wege stehen. Wir befinden uns auf der Zielgeraden!

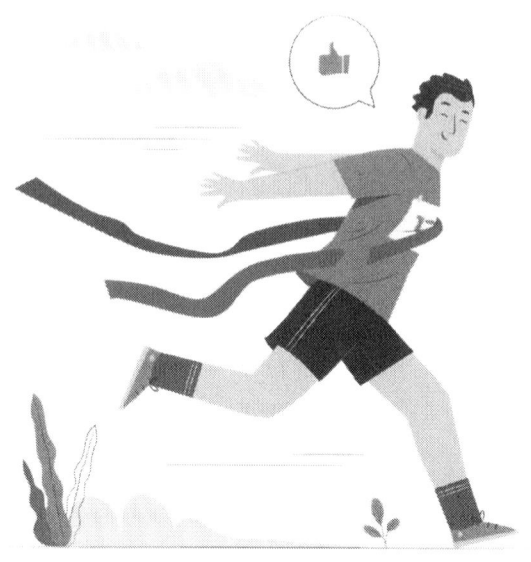

Erste Ursache für Hämorrhoiden

Laktose

Nahrungsmittel, die Laktose enthalten, waren das größte Problem und die Hauptursache für Hämorrhoiden bei mir und den Probanden. Essen Sie nur noch laktosefreie Milchprodukte und Nahrungsmittel und hoffentlich ziehen sich auch Ihre Hämorrhoiden in 14 Tagen zurück!

Als ich während meiner Versuchsphase Milchprodukte weggelassen habe, bemerkte ich eine umfassende Veränderung. Natürlich zwang mich diese Erkenntnis, mich noch näher mit Milch und Milchprodukten zu befassen. So bin ich auf den Milchzucker namens Laktose gestoßen. Ich ging zunächst von einer Laktoseintoleranz oder Milchallergie aus, doch da sind die Beschwerden komplett anders und die Auswirkungen haben nichts mit Hämorrhoiden zu tun, zumindest nicht gemäß meiner Untersuchungen und Recherchen. Ich konnte weder etwas im Internet finden, noch konnte ich einen Zusammenhang feststellen.

Sie haben bestimmt schon einmal irgendwo gehört oder gelesen, dass Hämorrhoiden oft bei schwangeren Frauen auftreten. Können Sie sich an dieser Stelle schon denken, warum das so ist? Es ist ganz simpel: Schwangeren Frauen wird ein erhöhter Konsum von Milch- und Käseprodukten angeraten, um die Milchförderung zu steigern. Nun, Sie können sich jetzt bestimmt denken, warum Schwangere öfter und plötzlich Hämorrhoiden bekommen? Auch hier ist wahrscheinlich die Laktose die Ursache. Durch den gesteigerten Milchkonsum, wird auch mehr Laktose eingenommen, was bei extremem Überschuss zu Hämorrhoiden führen kann.

Die Milch von Säugetieren, wie z.B. einer Kuh oder Ziege, besteht zu einem gewissen Teil aus Milchzucker, auch Laktose genannt. Laktose ist ein Mehrfachzucker und muss zuerst in unserem Darm aufgespalten werden, bevor es über die Darmwand in den Blutkreislauf gelangen kann. Gespalten wird der Milchzucker durch das Enzym Laktase. Wenn unser Körper nicht genug Laktase-Enzyme bildet, kann unser Körper den Milchzucker nicht wirklich aufspalten und dieser wird nicht in den Blutkreislauf aufgenommen. Vermutlich wirkt sich die überschüssige Laktose negativ auf unseren Darm aus und löst dadurch Hämorrhoiden aus und drückt diese nach außen. Ich bin kein Arzt oder Medizinwissenschaftler und gebe hier nur meine persönlichen Erkenntnisse preis, basierend auf meiner Recherche und Erfahrung mit diesem Thema. Was ich allerdings mit Sicherheit behaupten kann, ist, dass die Methode bei mir und meinen Bekannten funktioniert hat und wir durch das Weglassen von Laktose gesund geworden sind. Ich hoffe, dass diese Methode auch Ihnen helfen wird. Sie sollten es auf jeden Fall ausprobieren, bevor Sie voreilige Schlüsse ziehen oder von Anfang an Zweifel gegen die Ernährungsumstellung hegen.

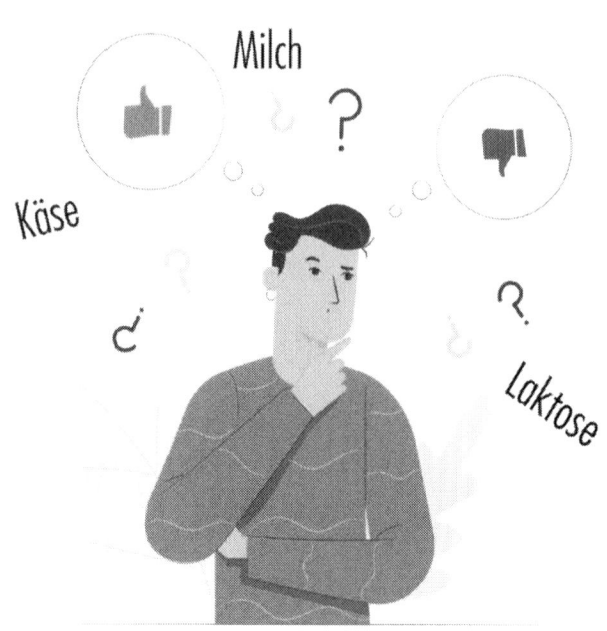

Zweite Ursache für Hämorrhoiden

Fruktose

Ähnlich, wie bei Laktose, verhält es sich auch mit Fruktose. Fruktose von Zitrusfrüchten und anderen südländischen Früchten bereiten uns Probleme bei der Verdauung und können Hämorrhoiden auslösen, zumindest war das bei meinen Probanden und mir der Fall. Wir haben Zitrusfrüchte absolut nicht vertragen. Ich vermute, dass es bei Ihnen nicht anders sein wird. Ich bitte Sie daher, die Hände von Zitrusfrüchten zu lassen, ansonsten werden Sie keine Fortschritte bemerken. Andere südländische Früchte, wie Mango, Ananas, Bananen oder Melonen können zwar konsumiert werden, jedoch mit Vorsicht und eher in geringen Mengen, denn diese könnten auch Hämorrhoiden auslösen. Ich rate Ihnen für den Anfang, komplett auf südländische Früchte zu verzichten, bis Sie frei von

Hämorrhoiden sind. Wir haben hier im deutschsprachigen Raum genug heimische Fruchtsorten, die unser Verlangen nach Fruchtzucker stillen können. Wir haben alle möglichen Beerensorten, wie Erdbeeren, Himbeeren, Blaubeeren/Heidelbeeren, Johannisbeeren und Brombeeren, etc. Dann haben wir auch noch Äpfel, Birnen, Kirschen, Aprikosen, Zwetschgen/Pflaumen und Trauben, die wir alle ohne Einschränkungen essen können. Erst wenn Sie die Hämorrhoiden los sind, können Sie den Konsum von südländischen Früchten langsam und mit Vorsicht testen bzw. steigern. Wenn Sie sehen, dass es Ihnen und Ihrer Verdauung nach dem Konsum einer Mango gut geht, dann ist Mango eine gute Frucht für Sie. Ich traue mich zu behaupten, dass es hier von Mensch zu Mensch unterschiedlich sein wird. Von Zitrusfrüchten sollte man sich jedoch nicht gänzlich verabschieden. Ich denke, dass hier die Menge das Gift macht. Ein Schuss Zitronensaft über das Wiener Schnitzel sollte nicht das Problem sein und die Menge ist meines Erachtens zu gering um Hämorrhoiden auszulösen. Wenn Sie jedoch beim Frühstück mehrere Gläser Orangensaft trinken, könnten Sie in den nächsten Tagen eine böse Überraschung erleben.

Fruktose ist ein Einfachzucker und muss somit nicht gespalten werden, sondern gelangt direkt über den Darm in den Blutkreislauf. Die Frage, warum sich Fruktose negativ auf die Hämorrhoiden auswirkt bzw. warum insbesondere Zitrusfrüchte in diesem Zusammenhang so unverträglich sind, kann ich Ihnen leider nicht beantworten. Ich weiß nur, wenn ich Orangensaft getrunken habe, ich kurz darauf wieder an Hämorrhoiden litt. Ich vermute, dass aufgrund natürlicher Selektion der Zucker südländischer Früchte nicht richtig verarbeitet werden kann und unser Körper nicht genügend Enzyme produziert, um alles ordnungsgemäß zu verdauen. Es könnte also evolutionsbedingte Gründe haben, da südländische Früchte in unseren Regionen nicht immer verfügbar waren, erst nachdem wir sie importiert haben. So war unser Körper im Grunde nie wirklich gezwungen, die nötigen Enzyme zu produzieren, um ausländische Früchte zu verdauen.

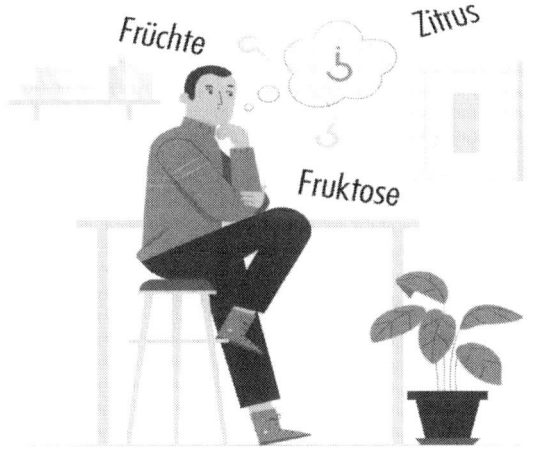

Optionale Ursachen für Hämorrhoiden

Hülsenfrüchte

Hülsenfrüchte sind schwer verdaulich und wenn Sie selten Hülsenfrüchte und Vollwertkost essen, könnten Blähungen die Folge des Konsums sein. Da sie extrem komplexe Kohlenhydrate enthalten, können sie nur schwer verdaut werden und bilden daher Gase. Zudem enthalten Hülsenfrüchte **Lektine.** Wenn Sie also Hülsenfrüchte nicht gewöhnt sind, sollten Sie diesen aus dem Weg gehen. Alles, was Ihnen Probleme bei der Verdauung bereitet, sollten Sie meiden. Zumindest am Anfang unserer Ernährungsumstellung und bis die Hämorrhoiden gänzlich verschwunden sind. Danach können Sie versuchen, Ihre Verdauung wieder an Hülsenfrüchte zu gewöhnen.

Lektine

Bei Lektinen handelt es sich um eine besondere Form von Proteinen. Ihre vielleicht wesentlichste Eigenschaft ist die Bindung von Kohlenhydraten durch welche eine Art „Klebstoffreaktion" hervorgerufen wird - welche positive wie negative Folgen haben kann. Prinzipiell bilden Pflanzen Lektine, um sich vor Fressfeinden zu schützen. Doch nicht nur in Pflanzen finden sich Lektine, sondern auch in Weizen und demnach auch in Vollkornbrot. Bei Menschen können Lektine dafür sorgen, dass die Darmwand löchrig wird. Die Wissenschaft spricht in diesem Fall vom **Leaky-Gut-Syndrom**. Dadurch gelangen Bakterien in den Blutkreislauf und können zu verschiedensten Krankheiten und Symptomen führen. Schon nach dem Verzehr einer geringen Dosis (Wenn Sie z.B. eine große Menge Kidney Bohnen verzehren) können Symptome wie Magenschmerzen oder auch Sodbrennen die Folge sein. Zudem zählen Lektine zu den Anti-Nährstoffen, die die Verwertung von Nährstoffen beeinträchtigt.

Folgende Nahrungsmittel enthalten Lektine:

Hülsenfrüchte: Erbsen, Zuckerschoten, Sojabohnen, vor allem aber Linsen und Kidney Bohnen

Nüsse und Samen: Erdnüsse, Chia-Samen, Kürbiskerne, Cashews

Nachtschattengewächse: Kartoffel, Gurken, Tomaten, Zucchini, Auberginen, **Chillischoten,**

Pilze: Champignons und Austernpilze

Früchte: Melonen, Gojibeeren und Bananen

Lauchgewächse: Zwiebel, Knoblauch,

Getreide: Weizen, Reis, Mais,

Nun stellt sich die Frage, was wir noch essen können, wenn wir auf alle Aspekte Acht geben möchten? Im Rohzustand konsumierte Lektine widerstehen der Verdauung im Magen-Darm-Trakt und ihre biologisch-aktive Form bleibt bis zum Eintritt in den Kreislauf erhalten. Allerdings sind die Lektine thermolabil und werden durch Hitze zerstört. Bohnen, Linsen und andere Hülsenfrüchte sollten deshalb vor dem Verzehr möglichst lange eingeweicht und dann lange gekocht werden. Bei Nüssen wären geröstete Nüsse eine Alternative. Sie können auch die Nüsse und Samen selbst in der Pfanne erhitzen, so gehen die meisten Lektine verloren. Tomaten, Zucchini und Auberginen können auch durch Hitze verarbeitet werden. Somit können fast alle der o.g. Nahrungsmittel durch Hitze verarbeitet werden und sollten somit unbedenklich sein. Ich konnte vorerst auch keine negativen Auswirkungen der Lektine auf Hämorrhoiden feststellen, jedoch fällt auf, dass all diese optionalen Punkte irgendwie im Zusammenhang stehen. Es hat wahrscheinlich keine Auswirkungen auf Hämorrhoiden und ich erwähne Lektine, weil ich die Information als wertvoll empfunden habe und um Ihr Bewusstsein zu wecken.

Sehen Sie, wie vielfältig die Gruppe der Lektine ist, sowohl in Struktur als auch in ihrer Wirkung. Besonders Personen, deren Magen-Darm-Trakt angegriffen ist, reagieren empfindlich auf die Glycoproteine. Den besten Schutz vor möglichen negativen Auswirkungen der Lektine bietet neben dem Erhitzen bestimmter Lebensmittel eine abwechslungsreiche Ernährung, die eine Aufnahme schädlicher Substanzen in größeren Mengen verhindert. Solange Sie alles in begrenztem Maße konsumieren, sollte nichts schief laufen. Bekanntlich macht die Menge das Gift. Zudem hat die Mehrheit der Bevölkerung keine Probleme mit Lektinen. Außerdem können die meisten Lektine durch Hitze beseitigt werden. Für manche könnte eine Lektinfreie Diät jedoch der richtige Weg sein, um eine hartnäckige Erkrankung oder Übergewicht in den Griff zu bekommen.

Wie Sie merken können, ist das Thema Lektine sehr weitreichend, interessant und spannend zugleich. Genau deswegen und weil mich die Ernährung und deren Auswirkungen auf den Körper extrem neugierig machen und begeistern, bin ich gerade dabei noch tiefer in die Materie zu gehen und weitere Recherchen über Lektine durchzuführen. Eventuell könnte auch ein neues Buch die Folge dieser umfassenden Recherche werden.

Scharfes Essen

Personen mit empfindlichem Magen sollten besser auf scharfe Gewürze wie **Chillischoten** im Essen verzichten. Es kann Magen- und Darmschleimhäute reizen und brennt bekanntlich „zwei Mal". Autsch…

Diese Entscheidung ist aber Ihnen überlassen, denn Sie wissen am besten, ob Sie scharfes Essen vertragen oder nicht. Ob es mit den Lektinen zusammenhängt, kann ich leider nicht bestätigen.

Vollkornbrot

Wenn Sie nach 2 Wochen immer noch unter Hämorrhoiden leiden, sollten Sie auch Vollkornbrot aus Ihrer

Ernährung weglassen und Veränderungen beobachten. Leider führte Vollkornbrot bei einem meiner Probanden zu Hämorrhoiden und dadurch bedingten Blutungen. Auch hier kann ich leider noch nicht sagen, ob es mit den Lektinen zusammenhängt.

Fazit zu den optionalen Punkten

Was die optionalen Punkte betrifft, müssen Sie diese nicht zwingend aus Ihrer Ernährung weglassen. Zudem ist es fast unmöglich alle optionalen Punkte wegzulassen, denn es bliebe dann fast nichts mehr übrig, was gegessen werden kann. Sie können Sie aber Gruppenweise weglassen bzw. darauf Acht geben, ob sie Ihnen nach dem Verzehr gut tun oder eher nicht. Mit Gruppenweise meine ich dass Sie zum Beispiel nur Lektine weglassen und eine lektinefreie Diät für 2 Wochen testen. In dieser Zeit können Sie Änderungen an Ihrem Körper beobachten.

Diese Punkte sind wirklich optional und es ist Ihnen überlassen, ob Sie sie essen oder nicht. Wichtig ist, dass Sie auf Ihren Körper hören und nichts konsumieren, was Ihnen schlecht bekommt oder Ihren Magen bzw. Ihre Verdauung durcheinander bringt.

Sie fragen sich nun bestimmt, warum ich diese optionalen Punkte dann überhaupt erwähne und darüber schreibe. Mir geht es dabei hauptsächlich darum, Ihr Bewusstsein zu wecken und auf die optionalen Punkte hinzuweisen. Sie sollen es einfach mal gehört, darüber gelesen haben und es im Hinterkopf behalten. Es könnte auch sein, dass Ihnen vielleicht beim Verzehr auffällt, dass Sie sich bei dem einen oder anderen Nahrungsmittel aus der Liste der optionalen Punkten nicht besonders wohl fühlen oder einige dieser Nahrungsmittel Ihrem Magen oder Ihrer Verdauung nicht gut tun. Dann werden Sie sich bestimmt auf dieses Buch erinnern und nochmal nachlesen wollen oder gar selbst Recherche betreiben wollen um mehr zu erfahren.

Zudem kommt es mir so vor, als ob zwischen den optionalen Punkten ein Zusammenhang besteht. Hülsenfrüchte sind schwer verdaulich, verursachen Blähungen und enthalten Lektine. Genauso wie Weizen Lektine enthält und bei einem meiner Probanden Vollkornbrot zu Hämorrhoiden geführt hat. Auch scharfes Essen tut einigen Personen nicht wohl, wie mir zum Beispiel. Ich kann nichts Scharfes essen. Sobald es nur ein wenig scharf ist und ich davon esse, habe ich fürchterliche Bauchschmerzen und bekomme auch fast immer Durchfall davon. Somit wären wir wieder bei den Lektinen die in Chillischoten enthalten sind, was wieder auf einen Zusammenhang deutet. Meine Frau hingegen verträgt keine Zwiebel und keinen Knoblauch. Sie bekommt kurz nach dem Verzehr Bauchkrämpfe und ist komplett außer Gefecht gestellt. Auch in Zwiebel und Knoblauch sind Lektine enthalten. Somit bestätigt sich erneut eine Verbindung und macht mich sehr neugierig, was es mit den Lektinen auf sich hat. Lektine sind ein eigener, großer, sehr interessanter Bereich und erst seit kurzem Zeit wissenschaftlich untersucht. Genau aus diesem Grund werde ich mich noch näher damit auseinander setzen und erneut an mir selbst testen. Sollte irgendetwas Spannendes bei meinen Recherchen rauskommen, kann ich mir gut vorstellen, erneut darüber zu schreiben.

Für den Anfang ist in erster Linie das Weglassen von **Laktose** und **Fructose** wichtig. Bei allen Probanden und bei mir war Laktose und Fruktose der Hauptauslöser für Hämorrhoiden und bei einer Person zusätzlich noch **Vollkornbrot**. Darauf sollte auch Ihr Fokus gerichtet sein und die optionalen Punkte können Sie im Hinterkopf behalten und auf Ihren Körper hören.

Die schwarze Liste

1) Alle Milchprodukte, die **Laktose** (Milchzucker) enthalten!!
   a. Milch- & Käseprodukte, die Laktose enthalten
   b. Streichkäse (fast alle)
   c. Generell alles, wo Laktose enthalten ist

2) Alle anderen Nahrungsmittel, die Laktose enthalten!!
   a. Kekse, Schokolade, Nutella
   b. Wurst & Salami sowie getrocknete Fleischsorten
   c. Einige Weißbrotsorten, denen Milch beigemengt wurde
   d. Fertiggerichte, wie Suppen und Nudeln aber auch Pizzen
   e. Einige Medikamente enthalten Laktose
   f. Einige Nahrungsergänzungsmittel enthalten Laktose

3) **Fruktose** (Fruchtzucker) von ausländischen Früchten, hauptsächlich aber Zitrusfrüchte
   a. Keine Zitronen, Limetten, Orangen, Mandarinen, Clementinen und Grapefruits
   b. Weitere ausländische Früchte, je nach Verträglichkeit

4) **Hülsenfrüchte** (verursachen Blähungen)
   a. Bohnen
   b. Linsen
   c. Erbsen, Kichererbsen und Co.

5) **Lektine** (können das Leaky-Gut-Syndrom verursachen)
   a. Hülsenfrüchte:
      Erbsen, Zuckerschoten, Sojabohnen, Linsen, Kidney Bohnen
   b. Nüsse und Samen:
      Erdnüsse, Chia-Samen, Kürbiskerne, Cashews
   c. Nachtschattengewächse:
      Kartoffel, Gurken, Tomaten, Zucchini, Auberginen, Chillischoten,
   d. Pilze:
      Champignons und Austernpilze
   e. Früchte:
      Melonen, Gojibeeren und Bananen
   f. Lauchgewächse:
      Zwiebel, Knoblauch,
   g. Getreide:
      Weizen, Reis, Mais,

6) **Scharfes Essen** (Reizt den Darm und den Anus)

7) **Vollkornbrot** ist optionaler und letzter möglicher Auslöser von Hämorrhoiden. Das ist leider kein Witz. Bei einem meiner Probanden verschwanden die Hämorrhoiden erst, nachdem er auch Vollkornbrot weggelassen hat, neben Laktose und Fruktose. Aber ich vermute, dieser Punkt trifft auf die Wenigsten von uns zu und gehört eher einer Ausnahme an.

Die einzigen wirklichen
Feinde des Menschen
sind seine eigenen
negativen Gedanken.

– ALBERT EINSTEIN –

Präventive Maßnahmen

Damit wir den Hämorrhoiden den Kampf ansagen können, müssen wir allem voran ein paar grundlegende Probleme beseitigen.

Zunächst müssen wir die Verstopfungen loswerden und einen weichen Stuhlgang sicherstellen. Wir müssen verhindern, dass wir lange auf der Toilette sitzen und stark pressen müssen. Langes Sitzen und starkes Pressen sind ein Freund und Förderer von Hämorrhoiden. Es wäre wirklich sehr wichtig, dass wir uns so kurz wie möglich auf der Toilette aufhalten. Langes Sitzen und dabei eine Zeitschrift lesen oder sich gar am Smartphone verlieren, sollten Sie definitiv meiden. Am besten wäre es, wenn sich unsere Verdauung so einstellt und reguliert, dass wir täglich Stuhlgänge haben.

Akute Verstopfungen lösen Sie am besten mit Zäpfchen, welche Sie in der Apotheke bekommen. Wenn Sie es lieber natürlich mögen, können Sie jeden Abend **2 getrocknete Pflaumen oder Datteln** vor dem zu Bett gehen essen und dazu 2 Gläser lauwarmes Wasser trinken (ca. 0,5 Liter). Getrocknete Pflaumen oder Datteln (Trockenfrüchte generell) in Verbindung mit lauwarmen Wasser sind ein wahres Wundermittel, wenn Sie unter Verstopfungen leiden. Auch in der Früh, gleich nach dem Aufstehen, sollten Sie 2 Gläser lauwarmes Wasser trinken (ca. 0,5 Liter). Lauwarmes Wasser nach dem Aufstehen bringt den Darm in Bewegung. In der Nacht schwitzen wir ziemlich stark und verlieren dadurch viel Flüssigkeit, was auch den Darm austrocknet und den Stuhl härter macht. Deshalb sollten Sie gleich nach dem Aufstehen Ihren Wasserspeicher wieder auffüllen. Sie müssen sich das als Ritual vorstellen bzw. es soll zur Gewohnheit werden. Ich selbst trinke immer 2 Gläser lauwarmes Wasser nach dem Aufstehen. Dann gönne ich mir eine oder zwei Tassen schwarzen Kaffee oder Tee (ohne Milch und ohne Zucker) und schon muss ich auf die Toilette. Die Chlorogensäure und die warme Temperatur von Kaffee regen nämlich auch den Darm an. Das ist mein Morgenritual und es funktioniert immer. Bei älteren Menschen ist Flüssigkeitsmangel häufig sogar der Hauptgrund für die Verstopfungen. Tee ist natürlich noch gesünder als Kaffee, jedoch gönne ich mir diese Sünde. Ich kann unmöglich auf alles verzichten.

Damit sich unsere Verdauung auch längerfristig umstellt und Verstopfungen vermieden werden können, ist eine ausgewogene und ballaststoffreiche Ernährung von Vorteil. Ich habe Ihnen hierzu ein Rezeptbuch mit einigen ballaststoffreichen Rezepten als gratis Download bereitgestellt. Zudem sollten Sie, je nach Körpergröße und Gewicht, täglich zwischen 2-4 Liter Wasser trinken. Wenn wir nun die Verstopfungen losgeworden sind, sollte sich das Pressen auf der Toilette reduziert haben. Damit die Entleerung noch leichter geht, sollten Sie sich einen kleinen Tritthocker ins WC stellen. Sie können sich natürlich auch einen WC-Hocker kaufen, der eigens dafür gemacht wurde, wobei ein gewöhnlicher kleiner Tritthocker denselben Zweck erfüllt. Mit einem Hocker sind unsere Füße höher gestellt, sodass wir einen schmerzfreien Stuhlgang in einer optimalen Hockposition durchführen können. Außerdem richtet sich unser Enddarm in der Hockposition gerade, sodass wir uns komplett entleeren können, ohne dass noch Restrückstände zurück bleiben.

Checkliste für präventive Maßnahmen

1) Verstopfungen loswerden und einen weichen Stuhl sicherstellen
   a. Mit Zäpfchen (für akute Fälle)
   b. Durch eine ballaststoffreiche Ernährung (siehe Bonus Download)
   c. Mindestens 2-4 Liter Wasser trinken (Je nach Körpergröße, Gewicht und Aktivität)

2) Am besten tägliche Stuhlgänge (Morgen- und Abendritual einführen)
   a. 2 getrocknete Pflaumen oder Datteln jeden Abend vor dem zu Bett gehen + 2 Gläser lauwarmes Wasser (ca. 0,5 Liter)
   b. 2 Gläser (ca. 0,5 Liter) lauwarmes Wasser gleich nach dem Aufstehen
   c. Tee oder Kaffee in der Früh ist auch sehr hilfreich und regt den Darm an

3) WC-Hocker besorgen, um eine komplette Darmentleerung zu unterstützen

Die Hämorrhoiden Bekämpfung

Ich rate Ihnen, fangen Sie damit an, die Nahrungsmittel auf der **schwarzen Liste** aus Ihrer Ernährung wegzulassen. Halten Sie bitte auch die Reihenfolge ein. Laktose ist unser Staatsfeind Nr. 1, gefolgt von Zitrusfrüchten und südländischen Früchten. Mit der Umsetzung sollten Sie sofort anfangen. Je früher Sie damit anfangen, desto eher könnten Sie Besserungen bemerken.

Falls Sie Verdauungsprobleme, Verstopfungen oder keinen regelmäßigen Stuhlgang haben, sollten Sie parallel mit der Darmregulierung anfangen, indem Sie die **präventive Checkliste** befolgen und auf eine ausgewogene und ballaststoffreiche Ernährung achten. Unterstützend dazu, finden Sie im Bereich Download ein Rezeptbuch mit vielen ballaststoffreichen Rezepten, welche optimal auf die Bekämpfung von Hämorrhoiden ausgerichtet sind.

*Die Hartnäckigen
gewinnen die
Schlachten.*

– NAPOLEON BONAPARTE –

Achtung vor ähnlichen Analerkrankungen

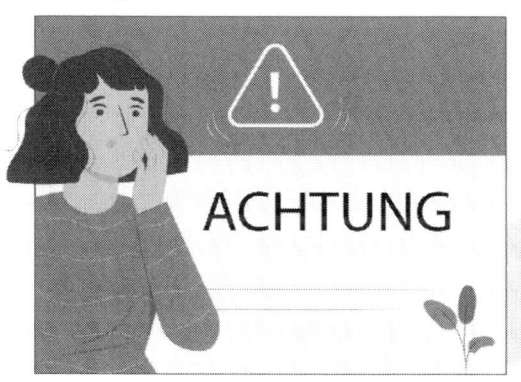

Ich habe Ihnen schon in vorhergehenden Kapiteln ge-raten, sich eine Diagnose vom Arzt einzuholen. Falls Sie dies nicht tun oder nicht getan haben, geschieht dies auf Ihre eigene Verantwortung.

Nachdem Sie die im Buch vorgestellte Methode umgesetzt haben und wenn Sie innerhalb von 14 Tagen Ihre Hämorrhoiden nicht losgeworden sind bzw. keine Besserung der Symptome feststellen konnten, können Sie davon ausgehen, dass Sie wahrscheinlich an einer anderen Krankheit leiden oder die Essensumstellung bei Ihnen leider keine Wirkung zeigt. In diesem Fall rate ich Ihnen, dass Sie dann sofort einen Arzt aufsuchen. **Ich muss Sie wirklich ausdrücklich darauf hinweisen, um Ihrer Gesundheit Willen, dass Ihnen nur ein Arzt eine Diagnose stellen kann.** Seien Sie bitte vorsichtig, wenn Sie sich selbst eine Diagnose stellen, denn viele Krankheiten sind dem Hämorrhoidalleiden ähnlich. Vor allem, wenn Sie anale Blutungen haben bzw. Blut im Stuhl finden, sollten Sie umgehend einen Arzt aufsuchen.

Ich möchte nicht näher auf ähnliche Krankheiten eingehen, sondern rate Ihnen, bevor Sie sich in noch schlimmere Probleme begeben, einen Arzt aufzusuchen.

Tipps und Tricks

Abschließend freut es mich, Ihnen noch einige hilfreiche Tipps und Tricks rund um die Ernährung mitzugeben, damit Ihrer kompletten Heilung von Hämorrhoiden nichts mehr im Wege steht. Auf einige Dinge, bin ich erst im Zuge der Recherche gestoßen und hätte mir gewünscht, diese Informationen früher gehabt zu haben. Sie hätten mir einiges erleichtert, vor allem beim Nahrungsmitteleinkauf oder bei einem Restaurantbesuch. In der Anfangsphase meiner Ernährungsumstellung, also nachdem ich die schwarze Liste erstellt und dementsprechend mein Essverhalten umgestellt habe, musste ich mich ziemlich zurückhalten bzw. habe ich mich sehr eingeschränkt gefühlt, was das Essen angeht. Vor allem, wenn es um Laktose und das Einkaufen von Nahrungsmitteln oder das Essen in Restaurants ging. Es fehlte mir schlichtweg die Erfahrung. Mit diesen Tipps und Tricks, wird Ihnen die Nahrungsumstellung definitiv um einiges leichter fallen.

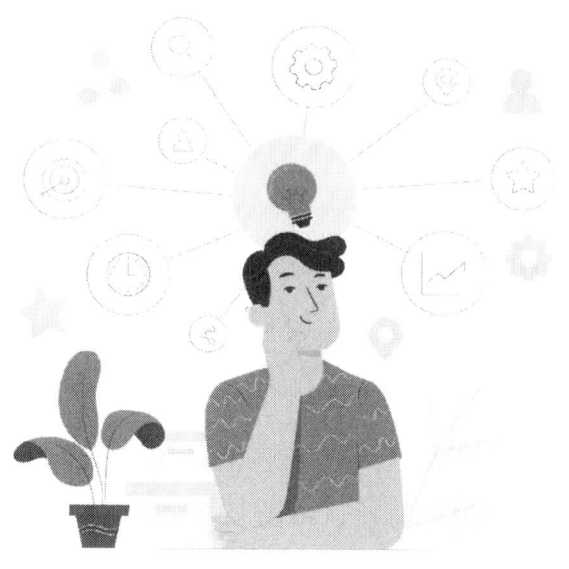

Tipp 1

Laktosegehalt in Nahrungsmitteln erkennen

Wie viel Laktose vertragen Sie und wie viel Laktose ist in welchen Nahrungsmitteln enthalten? Diese Fragen lassen sich ganz einfach beantworten.

In jedem Milchprodukt befindet sich Laktose. Dennoch sind einige Produkte verträglich für uns, weil sich die Laktose während des Reifungs- und Herstellungsprozesses abbaut und dadurch der Laktosegehalt sinkt. Es kommt also auf die Verarbeitung der Milchprodukte an. Je länger der Käse reifen konnte, desto weniger Laktose ist enthalten. Die meisten Hartkäsesorten, wie Parmesan oder Gouda, können wir somit ohne Bedenken essen. Als laktosefrei und somit verträglich, gelten Produkte mit weniger als 0,1g Laktose pro 100g Lebensmittel, für laktoseintolerante oder allergische Personen. Ihnen rate ich, für den Anfang die 0,1g Laktose pro 100g nicht zu überschreiten. Später, wenn Sie geheilt sind, können Sie sich immer noch steigern bis zu Ihrer persönlichen Verträglichkeitsgrenze. Meine liegt bei 0,5g Laktose pro 100g Lebensmittel.

Mittlerweile wissen wir, dass wir von Milchzucker sprechen, wenn wir von Laktose reden. Es handelt sich also um **Zucker** und das sind wiederum **Kohlenhydrate**.

Wenn Sie also Käse kaufen, und es steht nicht explizit laktosefrei auf der Verpackung, werfen Sie einen Blick auf die Nährwerttabelle und achten auf die „**Kohlenhydrate**" und „**davon Zucker**". Wenn bei den Kohlenhydraten bzw. beim Zucker 0,0g zu lesen ist oder 0,1g, dann ist der Käse sicher laktosefrei, denn das einzige Kohlenhydrat in Käse ist die Laktose.

Auf einigen Verpackungen finden Sie oft folgende Formulierung: **Kann Spuren von Milchbestandteilen enthalten.** Diese Angabe bedeutet, dass nur ganz geringe Mengen an Milchprodukten im Lebensmittel enthalten sind. Diese Angabe ist nur für Allergiker relevant, aber für Menschen mit Laktoseintoleranz und für uns mit Hämorrhoidalleiden ist es aber absolut unbedenklich, da die enthaltene Menge an Laktose weit unterhalb der individuellen Verträglichkeitsgrenze liegt.

Eine weitere Formulierung, die Sie auf Verpackungen vorfinden können, ist: **Kann Spuren von Milch enthalten.** Auch das ist nur für Allergiker ein Problem, wir können diese Produkte problemlos verzehren.

Unter folgenden Bezeichnungen finden Sie versteckte Laktose

Ich habe Ihnen zusätzlich noch eine Tabelle mit laktosehaltigen Produkten erstellt. Leider werden auf vielen Verpackungen laktosehaltige Zusatzstoffe oft „verschleiert" angegeben.

Tabelle – laktosehaltige Produkte:

- Buttermilchpulver (besteht zu ca. 40% aus Laktose!)

- Entrahmte Milch

- Kefir (besteht zu ca. 5% aus Laktose!)

- Kefirpulver

- Kondensmilch (besteht zu ca. 10% aus Laktose!)

- Lactose Monohydrat

- Magermilch

- Magermilchpulver

- Milch

- Milcherzeugnis

100

- Milchpulver (besteht zu ca. 50% aus Laktose!)

- Milchzubereitung

- Milchzucker, Laktose, Lactose

- Molke (besteht zu ca. 5% aus Laktose!)

- Molkenerzeugnisse

- Molkenpulver (besteht zu ca. 60% aus Laktose!)

- Rahm, Sahne

- Sauermolke

- Sauermolkepulver

- Schokoladenzubereitung

- Süßmolke

- Süßmolkenpulver

- Vollmilch

- Vollmilchpulver

Tipp 2

<u>Vegane Produkte</u>

Wir wissen nun, dass wir uns vor Milchprodukten in Acht nehmen müssen bzw. ist der Milchzucker unser Feind. Da herkömmliche Milch und damit einhergehende Produkte von Tieren stammen, können Sie sich absolut sicher sein, dass in veganen Produkten keinerlei Laktose enthalten sein kann und darf. Somit können Sie alle als vegan gekennzeichneten Produkte ohne Bedenken konsumieren. Sie müssen lediglich aufpassen, dass Sie bei veganen Produkten keine Zitrusfrüchte erwischen oder Bestandteile davon, wie z.B. Zitronensäure, etc.

Mittlerweile bin ich schon länger vegan und mir persönlich ist während dieser Zeit kein veganes Produkt über den Weg gelaufen, welches ich aufgrund von bedenklichen Zutaten nicht gekauft hätte bzw. nicht hätte essen können. Achten Sie bitte beim Kauf von veganen Produkten auf die Kennzeichnung **vegan**, dessen Logo meist in einem knalligen Gelb mit grüner Schrift aufgedruckt ist.

Mit diesen Tipps und Tricks steht Ihrer Ernährungsumstellung nichts mehr im Wege.

Wir müssen bereit sein,
uns von dem Leben zu lösen,
das wir geplant haben,
damit wir in das Leben finden,
das auf uns wartet.

– OSCAR WILDE –

Bonus Sektion

Ballaststoffreiche Rezepte für Personen mit dem Hämorrhoidalleiden

Einfach den QR-Code mit Ihrem Smartphone scannen um das Rezeptbuch herunterzuladen

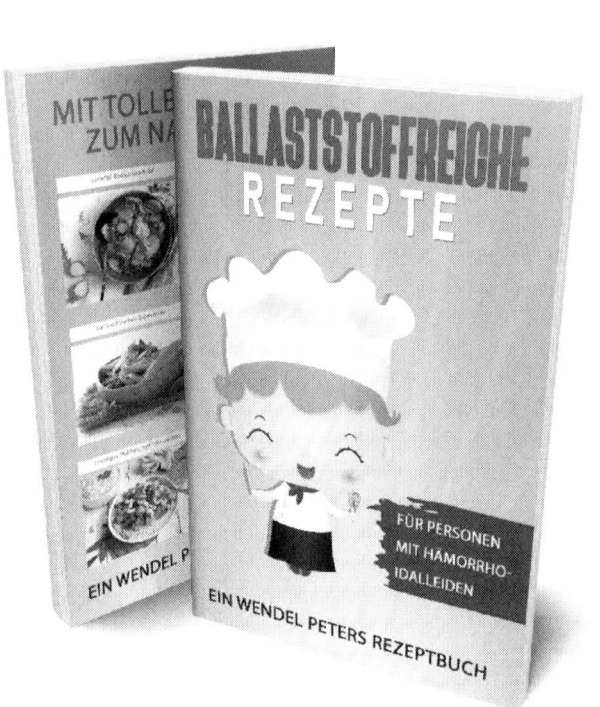

Schlusswort

Die Gesundheit und ein schmerzfreies Leben aller Leidensgenossen liegen mir sehr am Herzen. Deswegen habe ich mir die größte Mühe gegeben, diesen „Ernährungsratgeber" zu schreiben und allen „Ratlosen" eine wirksame Alternative zu herkömmlichen Methoden und vermeintlichen Hilfsmitteln aufzuzeigen.

Meine Bemühungen und die monatelange Recherche die Qualität dieses Ratgebers auf das höchstmögliche Niveau zu bringen, haben mir gezeigt, wie wichtig es ist, Durchhaltevermögen zu beweisen und wie tiefgreifend mein Wunsch geworden ist, allen Leidensgenossen zu helfen. Es ist zu meiner ganz persönlichen Mission geworden.

Wie bereits im Vorwort erwähnt, ist es mir ein besonders Anliegen, durch diesen Ratgeber ein Botschafter von Glück und Lebensfreude zu werden. Damit aber nicht genug, möchte ich auch noch eine weitere Herzensangelegenheit mit Ihnen teilen. Ich wünsche mir, dass auch Sie, liebe Leidensgenossen, zu einem Botschafter von Glück und Lebensfreude werden. Wenn Ihnen die Ernährungsumstellung geholfen hat und Sie dieses ewige Leiden überwunden und endlich hinter sich gelassen haben, teilen Sie bitte Ihr Glück mit Freunden und Bekannten, die auch mit Hämorrhoiden zu kämpfen haben. Geben Sie ihnen Hoffnung und zeigen Sie ihnen den etwas anderen, nachhaltigeren und alternativen Weg zu neuer Lebensfreude auf.

Ich persönlich wäre Ihnen sehr dankbar, wenn Sie Ihre Erfahrungen mit mir teilen würden und mir eine **faire und ehrliche Bewertung** abgeben könnten. Eventuell auch mit kurzem Text und natürlich nur, wenn Sie das möchten. So hätte ich Rückmeldung, ob Ihnen der Ernährungsplan geholfen hat und das meine Mühen nicht umsonst gewesen sind. Zudem können auch andere verunsicherte Leidensgenossen, die auf der Suche nach Hilfe sind, auf Ihr Feedback zurückgreifen und hoffentlich dadurch auch zu einem schmerzfreien Leben finden.

Mittlerweile leben wir in einer Online-Gesellschaft, in der Produktbewertungen ausschlaggebend sind, wenn es um die Kaufentscheidung des Konsumenten geht. Vor allem, wenn wir uns in einer Nische befinden, in der ohnehin schon viel Schindluder getrieben wird und unsere Leidensgenossen verunsichert sind, ob dieser Ratgeber hilft oder ob es sich nur um leere Worte handelt. Wenn wir dadurch gemeinsam auch nur einer Person helfen, haben sich unsere Mühen bereits ausbezahlt und zu einer Verbesserung in der Welt beigetragen.

Genau aus diesem Grund würde es mich sehr freuen, wenn Sie mir im Zuge einer Bewertung verraten würden, ob dieser Ratgeber Ihre Erwartungen erfüllt hat. Ich freue mich auf Ihre ehrliche Rückmeldung, auf Lob, Kritik und Anregungen damit ich diesen Ratgeber noch besser gestalten kann und dadurch weitere Leidensgenossen und Leser profitieren können.

Um eine faire Bewertung inklusive Text zu hinterlassen, scannen Sie bitte folgenden QR-Code um auf die Amazon Bewertungsseite des Buches zu gelangen. Keine Angst, wenn Sie anonym bleiben wollen, können Sie Ihren Namen direkt vor der Eingabe der Bewertung ändern und Ihr fiktiver Name wird erscheinen.

Vielen Dank für Ihre Unterstützung und Ihre faire **Bewertung** auch im Namen unserer Leidensgenossen.

Haben Sie weitere Fragen zu diesem Thema oder benötigen Sie Unterstützung bei der Umsetzung der Ernährungsumstellung? Dann wäre ich Ihnen mehr als dankbar, wenn Sie mich per E-Mail kontaktieren würden. Ich werde mich bemühen, Ihre Anfrage so rasch wie möglich zu beantworten.

Meine E-Mail: wendel.peters.books@gmail.com

In diesem Sinne, bleiben Sie gesund, viel Spaß, Freude und besten Erfolg bei der Umstellung und Umsetzung Ihrer Essgewohnheiten.

Alles Gute und aufrichtige Grüße

Ihr Wendel Peters

Haftungsausschluss

Sämtliche Ratschläge und Tipps in diesem Buch sind unverbindlich. Die Empfehlungen dieses Buches sind allgemein gehalten und nicht auf bestimmte Personen individuell zugeschnitten.

Alle in diesem Buch dargestellten Inhalte (z.B. Ratschläge, Informationen, Produktempfehlungen, Rezepte,) unterliegen keinerlei ärztlichen oder fachlichen Überprüfung und basieren alleine auf den persönlichen Erfahrungen des Autors. Weder der Autor noch der Verlag übernehmen ausdrücklich oder implizit, Gewähr für den Inhalt des Werkes, etwaige Fehler oder Äußerungen.

Vor Änderung der Ernährungsgewohnheiten entsprechend den Ratschlägen dieses Buches ist ein Ernährungsberater aufzusuchen, um mit ihm die geplanten Änderungen zu besprechen. Sollte es bei den Änderungen zu Problemen kommen, sind diese unverzüglich zu beenden und umgehen ein Arzt aufzusuchen. Eine Gewährleistung auf den Erfolg ist ausgeschlossen.

Für den Inhalt dieses Buches wird keine Haftung übernommen. Sollten beim Umsetzten der im Buch beschriebenen Methoden gesundheitliche Schäden oder Einschränkungen entstehen, übernimmt der Autor keine Haftung. Trotz größter Sorgfalt wird keine Gewähr für Richtigkeit und Vollständigkeit des Inhaltes sowie der Informationen übernommen.

Die in diesem Buch veröffentlichten Inhalte, Werke und bereitgestellten Informationen unterliegen dem Österreichischen Urheberrecht. Jede Art der Vervielfältigung, Bearbeitung, Verarbeitung, Einspeicherung und jede Art der Verwertung außerhalb der Grenzen des Urheberrechts bedarf der vorherigen schriftlichen Zustimmung des jeweiligen Rechteinhabers. Das unerlaubte Kopieren und Speichern der bereitgestellten Informationen ist nicht gestattet und strafbar.

Für die Inhalte von den in diesem Buch abgedruckten Internetseiten sind ausschließlich die Betreiber der jeweiligen Internetseiten verantwortlich. Der

Verlag und der Autor haben keinen Einfluss auf Gestaltung und Inhalte fremder Internetseiten. Verlag und Autor distanzieren sich daher von allen fremden Inhalten. Zum Zeitpunkt der Verwendung waren keinerlei illegale Inhalte auf den Webseiten vorhanden.

Alle Rechte vorbehalten.

Impressum und Kontakt

AMOS Verlag e.U.,
Charwatstr. 8b,
4600 Wels, Österreich

Copyright

Wendel Peters
Hämorrhoiden Ernährungsratgeber

© 2020, Wendel Peters
Self Publishing
2.Auflage
wendel.peters.books@gmail.com
ISBN: 9798589577402

Alle Rechte vorbehalten, insbesondere das Recht auf Vervielfältigung und Verbreitung sowie Übersetzung. Kein Teil
dieses Buches darf in irgendeiner Form ohne schriftliche
Genehmigung des Verlags und der Autoren reproduziert o-
der unter Verwendung elektronischer Systeme verarbeitet,
vervielfältigt oder verbreitet werden.

Notizen

Printed in Great Britain
by Amazon

69015275R00069